달콤한 수면으로
상쾌한 아침을 여는 책

POWER SLEEP
by James B. Maas, Ph.D.
Copyright © 1998 by James B. Maas, Ph.D.

This translation published
by arrangement with Villard Books,
a division of Random House, Inc., New York
through Imprima Korea Agency, Inc., Seoul

Power Sleep

달콤한 수면으로
상쾌한 아침을 여는 책

제임스 B. 마스 지음 | 은영미 옮김

나라원

우리는 꿈의 재료이며
우리의 짧은 인생은 잠으로 둘러싸여 있다.
- 셰익스피어 -

• 머리말 •

잠은 피로한 마음의 가장 좋은 약!

　잠을 자면서 보내는 시간이 일생의 삼분의 일을 차지할 정도로 잠은 우리 모두에게 아주 중요한 일입니다.
　그러나 자신의 몸에 필요한 잠이란 어떤 것이며, 잠이 평소의 생활과 인생에 얼마만큼 큰 영향을 미치는지 아는 사람은 별로 없습니다. '잠은 시간 낭비'라든가 '잠이야 부족하다 싶으면 언제든 보충하면 되지 뭐'라는 식으로 착각하는 경우가 많습니다.
　저는 이 책을 통해 일과 공부에 능력을 한껏 발휘하면서 만족스럽게 살아가려면 잠은 어느 정도 자야 하는지, 깨어 있는 시간을 활기차게 보낼 수면법이란 무엇인지 분명하게 제시할 것입니다.
　뿐만 아니라 잠에 관한 생리학과 심리학 그리고 의학의 최신 연구와 통계를 통해서 건강한 삶을 위해서는 좋은 잠, 충분한 수면을 취해야 한다는 필요성과 그 노하우를 분명하게 밝히려고 합니다.

수면 부족은 일일이 열거할 수 없을 만큼 우리에게 많은 영향을 미칩니다. 기분, 판단력, 행동력, 창조력, 대화 능력을 저하시키는 것은 물론이고, 교통사고 확률도 증가할 뿐 아니라 위장, 심장혈관의 활동과 면역체계마저도 무너뜨립니다. 정신적, 물질적 손실은 상상 이상으로 막대하기에 수면 부족을 극복하는 일은 모두에게 빼놓을 수 없는 과제인 것입니다.

낮 동안의 업무와 공부, 기타 여러 활동은 얼마나 잘 자느냐에 달려 있다고 해도 과언이 아닙니다. 현대사회는 수면 부족이 만연하고 있고 밤낮 없이 일하는 사람만이 우수한 사람이라는 이상한 풍조가 만연해 있습니다. 현재 성인 중 적어도 50퍼센트가 만성적으로 잠이 부족하다고 합니다. 게다가 최근 들어 그 상황은 한층 심해져서 선진국 어디서나 비슷한 경향을 보이고 있는 실정입니다.

부적절한 수면이 목숨을 해칠 만큼 위험하다고는 할 수 없더라도 생활의 질이나 인생의 질은 떨어질 수밖에 없습니다. 그러나 적절한 수면을 취한다면 자신의 능력을 최대로 발휘해서 만족스러운 하루하루를 살아갈 수 있음을 우리 모두가 분명히 인식해야 합니다. 수면 부족 상태가 지속된다면 언젠가는 중대한 사태를 초래할지도 모릅니다. 이런 습관은 순식간에 고쳐지는 것이 아니기 때문이죠.

이 책은 성과를 올리기 위해 밤낮없이 바쁘게 살아가는 기업의 관리자나 직장인, 각계의 엘리트, 공부하느라 밤샘이 잦은 학생, 아기를 안고 밤에도 새우잠을 자는 부모, 잠들기가 어려운 고령자, 교대근무로 밤에도 일해야만 하는 사람, 그리고 시차병(時差病)과 불면증으로 고민하는 사람에게 추천합니다.

물론 이들만이 아니라 자신의 능력을 충분히 발휘하고, 시간을 효과적으로 사용하며, 건강도 유지하면서 항상 머리가 맑은 느낌으로 생활하기를 소망하는 사람이라면 반드시 읽어야 합니다. 그러나 '요즘에는 자주 피곤해. 수면 부족인가?'라고 느끼고 있다고 해도 빡빡한 스케줄과 할 일을 앞에 두고서는 잠을 우선할 수도 없는 것이 현실입니다. 인생이란 그런 것이라고 하면 할 말도 없지만 말입니다. 하지만 그런 상태로 버티는 것도 한계가 있습니다.

이제부터 당신이 이 책을 읽고 실천한다면 지금까지와는 전혀 다른 사람이 될 수 있습니다. 수면 시간에 일어나는 다채로운 뇌의 활동과 수면에 숨겨진 힘과 쾌면법을 알고 나면, 자신에게 가장 적절한 수면법을 깨닫게 될 것이고 지금까지 좋지 못했던 수면 습관을 고침으로써 어제까지의 자신은 거짓말처럼 느껴질 것입니다.

쾌면력을 평소 실행하다 보면 몇 주일이 지난 후에는 상쾌하게 눈을 떠서 낮 시간을 효과적으로 보내는 느낌이 어떤 것인지 아마 태어나 처음으로 실감하게 되리라 생각합니다. 스스로도 놀라울 만큼 능력이 향상하고 시간을 효율적으로 사용해서 모든 일들을 기분 좋게 즐길 수 있습니다.

당신은 좋은 남편, 좋은 아내, 좋은 부모가 될 수 있고, 직장에서도 좋은 상사, 좋은 부하직원이 될 수 있습니다. 이전보다 활력 있고 건강해서 인생에서의 성공은 물론이고 행복 또한 얻을 수 있습니다.

그리고 인생이란 바로 그래야 하는 것입니다!

제임스 B. 마스

• 차례 •

머리말 - 잠은 피로한 마음의 가장 좋은 약! …… 5

제1장 당신의 쾌면을 약속하는 자가진단법 …… 11
- 뇌도 기력도 위축되는 질 나쁜 수면법을 퇴치하라

제2장 깊이 자고 힘을 축적하는 슈퍼 타임 …… 33
- 뇌는 자는 중에도 많은 일을 한다!

제3장 두뇌를 활성화시키는 최적의 수면 조건 …… 55
- 성과가 없는 원인은 모두 여기에 있었다!

제4장 상쾌한 아침을 보증하는 4가지 습관 …… 81
- 이 습관으로 상쾌한 하루를 보낼 수 있다

제5장 쾌면은 이런 침실에서 이루어진다 …… 97
- 습관만 살짝 바꿔도 쾌면할 수 있다

제6장 이런 증상이 있다면 하루 빨리 수면 개선을! …… 115
- 수면 부족으로 끝나지 않는 수면장애의 무서운 실체

제7장 15분의 낮잠이 심신에 활력을 준다 …… 147
　　　－ 사소한 시간 연구가 절대적인 효과를 낳는다

제8장 야근할 때의 수면 건강법 …… 159
　　　－ 몸에 부담을 주지 않는 쾌적한 근무

제9장 수면 전문가가 권하는 시차 적응법 …… 171
　　　－ 업무 능률, 여행의 즐거움을 위한 방법들

제10장 가족의 편안한 수면을 위해 …… 185
　　　－ 젖먹이 아기, 고령자를 둔 가정을 위한 즉효법

제11장 당장 오늘밤부터 시작할 수 있는 수면 개선 …… 201
　　　－ 더 이상 잠들지 못하는 밤은 가라

편집 후기 － 건강하고 행복한 삶의 요건은 단잠에 있다 …… 221

Power Sleep 제1장

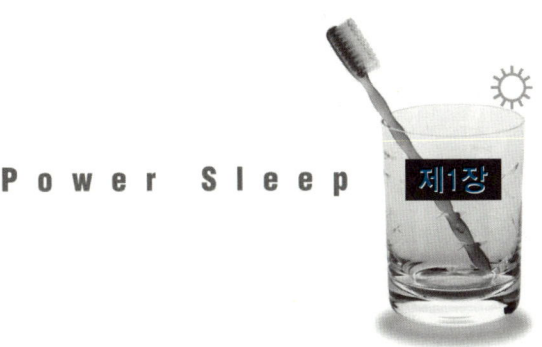

당신의 쾌면을 약속하는 자가진단법

뇌도 기력도 위축시키는 질 나쁜 수면법을 퇴치한다

절망에서 희망으로 건너가는 최상의 다리는
밤에 꿀잠을 자는 것이다.
- 조셉 코스만 -

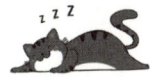

당신의 수면 상식은 잘못되어 있다

다음은 우리가 주변에서 흔히 듣는 말들이다.

"평균 8시간은 자야 한다."
"잠이 안올 때 뭘 먹으면 잠이 잘 온다."
"자기 전에 먹는 것은 좋지가 않다."
"12시 전에 자는 것이 가장 좋다."
"일찍 자고 일찍 일어나면 몸이 튼튼해지고 머리가 좋아지며 부자가 될 수 있다."
"나이를 먹을수록 잠이 없어진다."

위의 얘기들은 맞는 말도 있지만 틀린 말도 있다.
인간이라면 누구나 하루 한 번은 잔다. 그렇기에 모두 잠에 관한 한

선문가가 되어야만 한다. 식사나 운동과 마찬가지로 건강하고 생산적인 생활을 위해서는 수면의 지혜를 반드시 가지고 있어야 할 것이다.

그렇다면 아침에 상쾌한 기분으로 눈을 떠서 종일 활기차게 생활하기 위해서는 몇 시간을 자야 하는지, 낮 시간을 활력 있게 보내기 위해서는 어떻게 자야 하는지를 알아둘 필요가 있다. 게다가 잠이 안 올 때는 어떻게 하면 좋을지에 대해서도 분명하게 알아두어야 한다.

어쨌거나 현대는 참으로 바쁜 시대다. 그래서 유능한 사람은 잠을 적게 자는 게 당연하다고 생각하기 쉽다. 그러면 밤에 충분히 자서는 출세하기 힘들다거나 게으름뱅이라는 얘기로 바꿔 말할 수도 있지 않겠는가.

'인간은 6시간이나 7시간만 자도 활기차게 활동할 수 있을까? 낮 시간에 활기차게 일하기 위해서는 꼭 6시간 이상은 자야 하는 걸까? 남자는 여자보다 많이 자야 한다는데 맞는 말일까? 나이를 먹으면 수면시간이 적어져도 괜찮은 것일까? 밤에 푹 자고 싶다면 언제 운동을 하는 것이 좋을까? 자기 전에 와인을 한 잔 마시면 잠이 잘 올까? 어젯밤에 잘 잤는지 못 잤는지를 스스로 판단할 수 있는가? 이상적인 침실 온도는 몇 도일까? 낮잠은 건강에 좋은 것일까?' 등 주변에서 흔히 듣는 질문에 제대로 대답할 수 있는 사람은 별로 없을 것이다.

그래서 자신의 '수면 상식'과 '수면 습관'에 대해서 조사해 보아야 한다. 그렇게 되면 아마도 수면 습관이 얼마나 잘못되어 있는지를 알게 될 것이다.

충분한 수면이란 어떤 것인가

다음 질문에 대답해 보자.
"평일에는 몇 시간 정도 자는가?"
"주말이 되면 수면 시간이 달라지는가?"
"누우면 바로 잠드는가?"
"알람 시계가 없으면 못 일어나는가?"

위의 질문에 대한 답으로 '8시간 이상은 자지 않는다. 주말에도 마찬가지이다. 누우면 금방 잠들어 버린다. 알람 시계가 없으면 못 일어난다.' 이런 대답이 나온다면 당신은 만성적으로 수면 부족에 시달리는 몇 백만 명 중 한 명이다. 자신이 무기력해져 있다는 것도 충분한 수면을 취하면 건강이 좋아진다는 것도 모르고 있는 게 분명하다.

다음 장에서는 당신의 수면 부족이 어느 정도인지를 진단해 보기로 하자. 역시 자신의 잘못된 수면 방식을 느낄 수 있게 될 것이다. 하지만 걱정할 필요는 없다. 당신만이 아니라 많은 사람들이 수면 부족에 빠져 있을 테니까.

전문가들은 낮 동안에 두뇌를 계속해서 활용하고 신경을 집중시키며 활력 있게 활동하고자 한다면 일생의 3분의 1은 자야 한다고 말한다. 그것은 평균적인 수명으로 보았을 때 약 24년간이나 침대 위에 있어야 한다는 것이다.

"그렇게 오랜 시간을 잘 수 있을까? 살아가면서 해야 할 일이 얼마나 많은가. 그래! 수면시간을 줄여서라도 일은 해야 해!" 이렇게 주장하는 사람이 반드시 있을 것이다. 하루 4시간 정도의 수면이라도 습관만 들인다면 괜찮다는 생각이다. 사실 4시간만 자도 당장은 괜찮을 수 있다. 그러나 여기에는 큰 함정이 숨겨져 있다.

이 책을 읽으면서 당신은 새로운 사실에 눈을 뜨게 될 것이다. 수면 부족은 상당한 위험을 내포하고 있으며 일과 건강, 아니 목숨마저 위태롭게 할 수도 있음을 알게 될 테니까 말이다.

자는 중에도 뇌는 쉬지 않는다

'활기찬 인생을 보내려면 일생의 3분의 1은 자는 게 좋다'는 말을 확인해 보기 위해서 우리가 자고 있을 때 어떤 일이 일어나는지를 알아야 한다. 머리말에서 얘기했듯이 잔다는 것은 뇌가 활동을 멈추고 완전히 무력한 상태가 된다는 의미가 아니다.

자는 동안에도 뇌는 몇 번씩이나 힘차게 활동하며 갖가지 생리학적, 신경학적, 생화학적인 일을 하고 있다. 이것은 인간에게 없어선 안 되는 활동들이다. 생명을 유지하기 위해서도 사고하는 힘과 기억력을 회복시키기 위해서도 빼놓을 수 없다. 수면 중에 뇌가 활동하지 않는다면 인간은 과거를 기억할 수 없을 뿐 아니라 현재를 이해하거나 미래를 예측할 수도 없다.

적절한 환경에서 충분한 시간 동안 잘 잔다면 수면은 인간에게 놀라운 힘을 제공해 준다. 몸과 뇌의 피로를 없애줄 뿐만 아니라 몸과 뇌를 젊게 만들고 활기차게 활동하게 해 준다.

수면으로 소비되는 3분의 1이라는 시간이 나머지 3분의 2의 인생을 결정짓는다. 민첩함, 기력, 기분, 체중, 지각, 기억, 사고, 반응속도,

생산성, 행동력, 소통 능력, 창조력, 안전성, 건강 등 수면은 이러한 것들에 커다란 영향을 미치고 있다.

수면이 부족하면 건강은 물론 일상 활동에도 상당한 지장을 초래한다. 하지만 적절한 수면을 취하고 그 사이에 뇌가 정확히 필요한 활동을 해주기만 한다면 인생은 당신이 생각한 대로 움직이게 될 것이다. 물론 이유 없이 피로해지는 일도 없어진다.

정말로 조금만 자도 괜찮은가

1879년에 토머스 에디슨이 백열등을 발명하기까지 대부분의 사람들은 매일 밤 10시간 정도는 잠을 잤었다. 최근에 알게 된 사실인데 10시간 정도의 수면을 취했을 때 인간은 비로소 가장 활발하게 활동할 수 있다고 한다.

그러나 캄캄한 밤이 불빛으로 밝아지게 되자 수면 습관에 큰 변화가 생기기 시작했다. 전등이 발명된 이래 약 100년 사이에 수면시간은 20퍼센트나 줄어 8시간이 되어 버렸다. 또 최근 조사된 바에 의하면 지금 선진국의 평균 수면시간이 7시간이라고 한다. 이것은 이상적인 수면시간보다 2시간 반 정도는 적은 수치이다. 게다가 약 3분의 1의 인구는 6시간도 못 잔다고 한다. 과연 이러한 변화가 옳은 일일까?

최근 20년만 봐도 출퇴근과 노동에 드는 시간이 1인당 1년에 158시간이나 늘어났다. 158시간은 보통 사람이 한 달간의 노동시간에 해당한다.

스탠퍼드대 의대 교수인 윌리엄 디멘트 박사는 아기를 키우면서 일하는 주부의 노동시간을 조사했는데, 1969년부터 현재까지 연간 241시간이나 일하는 시간이 늘어났다고 한다. 또한 나이가 들고 몸이 부자유스러워진 양친을 모실 경우 수면시간은 훨씬 줄어든다.

현대와 같은 경쟁사회에서는 단 하루도 쉴 틈 없이 바쁘게 돌아가기 때문에 수면은 도리어 방해물로 취급받는 경우가 많다. 일과 가사, 육아, 가족 서비스 시간뿐만 아니라 사교와 취미활동 그리고 노는 시간도 필요하다. 그래서 10명 중 4명은 수면시간을 줄여 그 시간을 좀 더 재미있는 일, 유익한 일에 보내려는 사람이 많다. 하지만 이는 아주 위험한 일이다. 인간은 잠을 전혀 자지 않으면 죽음에 이르며, 오랫동안 잠을 자지 못하면 사상과 신조마저 바뀌고 만다. 광신자들이나 전쟁 포로들을 세뇌시키는 경우에 그렇다. 하버드대 정신과 교수인 J. 알란 홉슨은 "애국자였던 사람이 갑자기 자기 나라와 이상을 버리고 거짓 선언문에 서명하고, 그때까지 비난했던 정치활동에 투신하는 이유는 모두 잠을 못 자게 하는 고문 때문이다"라고 주장한다.

인간이 며칠 동안 안 자는 데는 여러 가지 이유가 있을 것이다. 일이 바빠서일 수도 있고 몸이 아파서일 수도 있다. 그러나 이유야 어찌 되었든 5일에서 10일 동안 안 자면 인간은 이상한 행동을 하거나 이상한 말을 하기도 하며, 심할 때는 착란 증상과 환각 증상이 일어나기도 한다.

지금까지 잠이 심하게 부족한 적은 별로 없더라도, 적절한 수면을 취할 수가 없었던 기억은 아마 대부분 가지고 있을 것이다.

하지만 과연 인간은 조금만 자도 살아나갈 수 있을까? 졸음도 느끼지 않고 맥 빠지는 느낌도 없이 왕성하게 활동할 수 있을까?

여기에서 몇 가지 구체적인 데이터를 들어보자.

- 가장 수면이 부족한 사람들은 고등학생과 대학생이다. 약 30퍼센트가 일주일에 한 번은 교실에서 앉은 채 잠들어 버린다고 한다.

  조지 부시 전 대통령이 오하이오 고등학교에서 연설할 때의 광경에 대해서 이렇게 말한다. "강당에 난방이 너무 잘 되었던 탓일까? 적어도 3분의 1이 자고 있었던 것 같다……." 현직 대통령의 연설에도 잠들어 버릴 정도라면 교사가 수업할 때는 어느 정도이겠는가.

- 운전자 중 31퍼센트가 운전 도중에 잔 적이 있다고 한다. 미국 수면협회 보고에 따르면 졸음 운전으로 인해 고속도로에서 매년 10만 건의 교통사고가 일어나고, 1500명(승객을 만원으로 태운 보잉 747기 4대의 승객 숫자와 같다)이 사망한다고 한다. 그러나 이 숫자는 극히 일부에 불과하다. 정확한 통계가 없는 사고도 많기 때문이다. 실제로는 사고 20만 건, 사망자 5천명(보잉 747기의 12대분)에 달한다고 생각한다. 인명을 잃는 것도 비극이지만 이 사고들로 인해 연간 3백억 달러 이상의 손실이 발생하고 있는 것이다.

  미국의 '최우수 틴에이저 안전 운전자'로 뽑힌 고교생이 어느 날 오후 5시경, 중앙 차선을 넘어서 건너편 차선을 달리는 차와 충돌하고 말았다. 원인은 졸음 운전이라고 한다. 이 사고로 본인과 반대편 차선의 운전자인 19세 여성이 목숨을 잃었다. 그의 부친은 이렇게 말했다. "아들은 늘 안전 운전을 해야 한다고 생각했어요. 그러던 애가 졸음 운전을 하다니……."

- 운수업계도 수면 부족으로 인해 큰 손해를 보고 있다. 육로, 해로, 항공로의 모든 운송에서 수면 부족이 큰 손해를 입히고 있기 때문이다. 국가 운수안전위원회에 따르면 피로가 파일럿의 능력을 저하시키는 가장 큰 원인이라고 한다.

  PBS TV의 다큐멘터리 프로그램 〈슬립 어라운드〉에서 보잉 747기를 조종하는 기장의 말이 생각난다. "조종석에서 잠드는 일은 별로 놀라운 일도 아닙니다. 20분 정도 지나서 눈뜨면 다른 두 조종사도 깊이 잠들어 있는 일이 흔하거든요."

- 수면 부족 때문에 머리와 몸이 이상해지는 것은 승객도 마찬가지이다. 한 국가나 기업을 대표하는 사람은 인간의 몸과 뇌의 한계를 넘어서서 일하지 않으면 안 된다. 힘에 넘칠 정도의 일을 떠안고 시차가 있는 지역을 날아다니며 장시간 일해야만 한다. 당연히 시차로 인해 체력도 기력도 약해지는 경우가 많다.

  하버드대 의대에서 체내 리듬과 수면을 주제로 연구하고 있는 마틴 무어와 에이데 교수는 "부시 대통령은 약 10일간의 방일 기간 동안 미국과 주야 리듬이 크게 뒤바뀐 곳에서 오랜 시간 일하고 있었다. 그야말로 살인적인 스케줄과 같았다"고 말했다.

  워싱턴 DC의 시각은 오전 5시 반. 그런데 부시 대통령은 동경에서 이미 몇 시간째 활동하고 있었다. 대통령은 당시의 수상이 주최하는 환영 만찬회에서 구토와 함께 정신을 잃고 테이블 아래로 쓰러져 버렸다. 이 모습은 일부 TV 카메라에 방영되었다. 부시 대통령의 생체 시계는 아직 태평

양 한가운데에 있어 일본의 시간에 익숙해지지 못했던 것이다. 이 또한 인간의 적응능력을 넘어 활동해야 하는 현대사회의 비극이 아닐까.

- 야간 근무자의 20퍼센트가 항상 졸음을 느끼고 있다. 위장과 심장 혈관에 문제를 안고 살아가고 있으며 불임이나 우울증에 걸리는 경우가 많고 사고를 당할 확률도 높다고 한다. 교대근무 노동자의 56퍼센트는 일주일에 한 번은 업무 중에 잠들어 버린다. 〈월스트리트 저널〉에 따르면 노동자가 심야 근무의 스케줄에 적응하지 못하고 건강을 해치거나 사고를 당하거나 생산성을 잃고 있기 때문에 연간 7백억 달러라는 손실이 발생하고 있다고 한다.

  악몽 같았던 체르노빌과 스리마일 섬의 원자력 발전소 사고는 이른 아침에 일어났다. 이 시간은 24시간 중에서 사람이 가장 피로한 시간대(두 개의 시간대) 중 하나다. 사고가 일어난 것은 심야근무자가 컨트롤 패널의 경고에 재빨리 반응하지 못했기 때문이라고 한다.

- 1년차 인턴과 2년차 레지던트인 의사는 심각한 수면 부족에 빠져 있다. 12시간에서 60시간의 교대 근무로 일주일에 130시간 이상 근무한다. 비번 때도 한밤중에 긴급 호출을 받는 일이 적지 않다. 혼자 10명에서 60명의 환자를 받는 의사도 있다 보니 실수도 적지 않다. 생명에 관련된 실수라니 생각만 해도 섬뜩하지 않는가.

  18세 여성 환자가 뉴욕의 유명한 대학병원에서 경험 부족에다 피로가 누석된 레지던트들에게 치료를 받다가 그만 사망한 사건이 있었다. 맨해튼 대법원은 '환자는 불행하게도 거의 자지 못한 인턴과 레지던트의 불충분한 치료, 몇 가지의 진단 실수로 인해 희생된 것이다'라고 결론지었다.

수면을 억제한다면 인간은 정상 활동이 불가능하다. 수면 습관은 유사 이전부터 인간의 유전자에 설계되어 있다. 사회는 빠른 속도로 발전하고 있고 24시간 내내 바쁘게 움직이게 되었지만 유전적인 구조는 그만큼 빠르게 진보되지 못했다. 무어와 에이데 박사의 말처럼 인간이 자신의 몸을 움직이는 것만큼 기계를 움직인다면 굉장히 위험한 일이 발생할지도 모른다.

최근 갤럽 조사에 따르면 성인의 56퍼센트가 낮잠을 잔다고 한다. 수면 부족의 대가는 말할 수 없이 크다. 교육과 훈련을 헛되게 만들고 행동력을 저하시키며 생산성을 떨어뜨린다. 또 사고와 질병은 물론 생활의 질을 떨어트리고 목숨을 잃는 일조차 발생할 수도 있다. 부족한 수면 때문에 가족의 안전과 자신의 경력을 망치게 된다는 것은 너무도 안타까운 일이 아닐 수 없다.

잠이 잘 안 온다고 느껴질 때가 적신호

1. 피곤한데 잠이 안 온다

피곤해서 쉬고 싶은데 잠이 안 오는 경우가 있다. 신경이 날카로워져 있거나 고민거리가 있거나 주변이 시끄럽다는 등 이유는 여러 가지가 있겠지만 어쨌거나 좀처럼 잘 수 없는 경우가 생긴다. 설사 잠들었다고 해도 금방 깨버린다. 어쩌면 수면과 기상 리듬을 흐트러트릴 만한 원인이 있을지 모른다. 수면 전문가에 따르면 이러한 수면장애는 현재 알려진 것만으로 80가지라고 한다.

1995년 갤럽 여론 조사에 따르면 미국 성인의 49퍼센트가 이미 불면증과 그 밖의 수면장애에 걸린 상태다. 1991년도와 비교해도 15퍼센트나 증가한 것이다. 수면장애야말로 건강을 해치는 가장 큰 원인이라고 생각하는 의료관계자는 적지 않다. 가속도적으로 바빠지는 생활, 고된 업무, 고령자 증가로 인해 수면장애가 널리 확대되고 있다고 미국 수면협회는 추측하고 있다.

2. 언제 폭발할지 모르는 수면 무호흡증

미국인은 3천만 명이 수면 무호흡증, 즉 일시적인 호흡정지라는 증세를 안고 살아가고 있다. 중증의 무호흡증인 경우 수면제를 먹거나 과음한 상태로 잠들면 다시 눈을 뜨지 못하는 경우도 있다. 놀랍게도 수면장애를 앓는 95퍼센트가 전문가에게 진단을 받을 생각도 하지 않는다. 설사 진단을 받아도 아무런 치료도 받지 않는다. 심한 무력감과 피로감에 사로잡힌 채 그저 하루하루를 살아내고 있는 것이다.

어떤 직장인이 수면무호흡증 진단을 받고 치료받기 전의 생활을 전국 수면장애 연구국가위원회의 공청회에서 다음과 같이 증언했다.

"낮에는 항상 졸렸어요. 회의 중이나 남과 대화할 때, 격식 있는 자리에서도 순간적으로 잠들어 버리는 거예요. 정신이 나서 눈을 뜨면제가 영문을 알 수 없는 말을 하고 있는 적도 있었어요. 꿈속에서 했던 말을 그대로 입으로 내뱉고 있었던 거죠. 그걸 가까이 지켜보던 동료가 정신과 상담을 받아 보라고 권하더군요. 전 그때 항상 큰 핀이나 펜을 가지고 다녔어요. 회의 중이나 운전할 때 졸지 않기 위해서요. 실제로 졸리면 팔 다리나 손을 찌르곤 했어요. 그러다 보니 1년 반 동안 3번이나 해고를 당해서 수입은 완전히 줄었고 은행 통장도 바닥나 버리고 말았어요."

상상을 훨씬 초월하는 수면장애의 희생자

조사에 따르면 수면장애와 수면 부족에 의한 직접적인 손해가 연간 약 190억 달러, 생산력 저하와 사고에 따른 간접 손실로는 1500만 달러에 이른다고 한다. 이 수치에는 가정 붕괴나 인명 손실, 즉 돈으로는 환산할 수 없는 손실은 전혀 포함되지 않았다.

갑작스럽게 딸을 잃은 한 젊은 엄마의 말에 귀기울여 보자. 아이의 사인은 수면과 밀접한 관계에 있는 유아돌연사증후군(SIDS)이었다.

"크리스마스 다음 날이었어요. 아기 요람을 들여다 보니 딸이 숨을 안 쉬는 거예요. 그때의 슬픔과 충격은 도저히 말로 다 할 수가 없습니다. 차갑게 식어버린 딸을 안게 되다니! 정말 상상할 수 없는 충격이었어요. 그 순간 살아갈 꿈도 희망도 다 사라져 버렸습니다……. 제 딸처럼 죽어 가는 아기가 1년에 7천명이나 된다고 합니다. 1시간에 한 명의 아기가 죽어가고 있다니 너무 가슴 아픈 일이에요."

성인의 절반이 수면장애를 안고 산다고 하지만 환자의 수면 상태를 파악하기 위해 "잠은 잘 잡니까?"라고 묻는 의사는 별로 없다. 그 결과 진료차트에 수면 상태가 기록되는 경우는 1퍼센트도 되지 않는다. 참으로 안타까운 일이다. 이처럼 수면을 소홀히 여기기 때문에 많은 사람이 고통을 받으며 살아가는 것이다.

그렇다면 당신은 어떤가? 잠을 잘 자는 편인가? 수면 부족으로 인해 고통받고 있지는 않는가? 수면장애의 두려움은 없는가?

영양과다나 운동 부족보다 훨씬 심각한 현대병!

생활 양식이 변화함으로써 경제적 부담과 스트레스도 증가하고 있고 인구는 날로 고령화되어 가고 있다. 수면장애 발생률이 높아질 수밖에 없는 실정인 것이다. 실제로 1억 명 이상의 미국인이 만성적으로 수면 부족에 시달리고 있으며, 최근 5년 간만 해도 수면으로 인해 고통 받는 사람은 33퍼센트나 증가했다고 한다.

성인의 절반은 공부와 일, 육아 등으로 지쳐 있다. 대화에 집중이 안 되니 남이 하는 말을 얼른 알아듣지도 못하고, 사소한 실수가 잦으며, 질병에 쉽게 걸리기도 한다. 한마디로 말하면 미국 전체가 위험에 빠져 있다고 해도 과언이 아니다. 비단 미국만이 아니라 선진국 모두 이런 비상 상황에 놓여 있으며 상황은 계속해서 악화되어 가고 있다.

잠이 절대적으로 필요하다는 것과 잠이 부족하면 어떤 결과가 발생하는지에 대해서는 아직도 모르는 사람이 많다. 음식과 운동의 중요성에 대해 잘 알려진 것과는 아주 대조적이다. 항상 졸음에 시달리고 있다면 능력을 발휘하기란 결코 쉽지 않다. 능력을 충분히 발휘하고자 한다면 잘못된 습관을 바꾸어야만 한다. 그러므로 당신은 쾌면력(Power Sleep)에 대해서 반드시 알아야 하는 것이다.

수면 연구의 최전선에서 본 자아실현의 신법칙

지금까지 수면의 현실이 알려지지 않은 이유는 무엇일까?

생각해 보면 학교에서 배우는 일도 없고 최근까지 의대 과목에도 들어 있지 않았다. 미국 의학협회가 수면의학을 전문분야로 인정한 것은 최근이다. 그렇다 보니 잠의 중요성에 대해 대부분 모르고 있다고 해도 전혀 이상한 일이 아닌 것이다.

'잠이 얼마나 중요한가. 밤이면 우리 몸에 어떤 일이 일어나는가. 수면장애란 어떤 것인가. 잠은 낮의 활동에 어떤 영향을 미치는가' 하는 점들이 알려지지 않았다. 전문가조차 진정한 잠이란 어떤 것이고, 수면 부족이 삶에 어떤 영향을 미치는지 최근에야 알게 된 부분이다.

따라서 이 책을 통해 세계 각지의 수면 연구 결과를 알기 쉽게 제시해나갈 생각이다. 자신의 수면시간이 어느 정도인가, 어떻게 하면 유익한 수면 습관을 익힐 수 있는가, 기력과 기분을 향상시키기 위해 어떻게 하면 좋은가, 생산력과 생활의 질을 높이고 자아실현을 위해서는 어떻게 하면 좋은가, 수명을 늘리려면 어떻게 하면 좋은가 하는 것들은 이 책을 읽으면서 차츰 알아가게 될 것이다.

아주 가끔만 잠이 부족한 정도라면 걱정할 필요 없다. 그러나 자주 수면이 부족해서 낮에는 기력이 없고 항상 졸려서 능력 발휘가 안 된다면 이 책이 당신에게 큰 도움이 될 것이다. 수면의 힘을 이용해 능력을 최대로 발휘함으로써 지금의 당신과는 전혀 다른 사람, 당신 자신과 부모, 배우자, 자식, 상사가 바라는 사람이 될 수 있다.

또한 당신은 이 책에서 반드시 중요한 힌트를 발견하게 될 것이다. 가령 발견하지 못했다면? 그래도 괜찮다. 그때는 아마 잠에 빠져 있을 테니까. 어쩌면 지금 당신에게는 그쪽이 더 좋을지 모른다.

쾌면력을 얻는 자가진단검사

충분한 수면을 취하고 싶다면 물론 과학적인 연구성과를 아는 것만으로는 충분하지 않다. 자고 있을 때나 깨어 있을 때나 자신이 어떤 행동을 하는지 정확하게 파악해 두지 않으면 안 된다. 그래서 건강한 밤으로 안내되기 전에 먼저 간단한 검사를 시작해 보려고 한다.

자가진단검사 A는 수면에 대한 상식 정도를 조사하기 위함이다. 정답은 이 책을 읽으면 알 수 있다. 먼저 답을 본다든지 하는 성급한 행동은 전혀 도움이 되지 않는다는 것을 당부한다.

다음에 나오는 자가진단검사 B에서는 당신이 수면 부족인지 아닌지를 테스트할 것이다.

자가진단검사 C는 당신의 현재 수면 습관을, 마지막 자가진단검사 D는 당신이 수면장애인지 아닌지를 알아본다.

이 책을 읽고 당신도 숙면을 취할 수 있다는 자신감을 갖자. 당신은 이미 새롭고 활기찬 라이프 스타일을 손에 넣을 수 있는 첫걸음을 떼고 있는 것이니까 말이다.

자가진단검사 A   당신의 수면 상식은 어느 정도인가?

〈맞다 틀리다〉

☐ ☐ 1. 아기는 어른만큼 꿈을 꾸지 않는다.

☐ ☐ 2. 남자는 여자보다 긴 수면시간이 필요하다.

☐ ☐ 3. 모든 사람이 매일 밤 꿈을 꾸는 것은 아니다.

☐ ☐ 4. 나이를 먹으면 젊을 때만큼 잘 필요가 없게 된다.

☐ ☐ 5. 학습 음원을 켜놓고 자면 자는 동안에도 공부가 된다.

☐ ☐ 6. 자기 전에 초콜릿을 먹으면 잠이 잘 온다.

☐ ☐ 7. 불면증으로 잠이 안 오면 낮잠을 많이 자두면 된다.

☐ ☐ 8. 몇 개월 동안 불면증으로 시달린 사람에게는 수면제가 상당히 효과적이다.

☐ ☐ 9. 몽유병 환자를 깨우는 것은 매우 위험하다.

☐ ☐ 10. 숙면을 위해서는 딱딱한 것보다 부드러운 매트리스가 좋다.

☐ ☐ 11. 사람은 눈 뜬 직후에 가장 기력이 왕성하다.

☐ ☐ 12. 푹 자기 위해서는 아침 일찍 운동하는 것이 최고다.

☐ ☐ 13. 숙면을 하는 사람은 자면서 몸을 움직이지 않는다.

☐ ☐ 14. 지루한 회의나 많은 음식 섭취, 적당한 알코올은 수면이 부족하지 않은 사람도 졸리게 한다.

☐ ☐ 15. 12시 전에 자는 것이 12시 이후에 자는 것보다 좋다.

자가진단검사 B   당신은 숙면을 취하고 있는가?

〈 예 아니오 〉

☐ ☐ 1. 알람시계가 없으면 정해진 시간에 못 일어난다.
☐ ☐ 2. 아침에 침대에서 일어나는 것이 굼뜬 편이다.
☐ ☐ 3. 평일 아침에 조금이라도 더 자고 싶어서 몇 번이나 알람 소리를 꺼버린다.
☐ ☐ 4. 평일에는 항상 피로감과 불안감, 스트레스를 느낀다.
☐ ☐ 5. 집중력이 없고 건망증이 심하다.
☐ ☐ 6. 결단력, 판단력, 창조력 등이 없다.
☐ ☐ 7. TV를 보다가 잠들어 버리는 일이 많다.
☐ ☐ 8. 지루한 회의나 강의 때 혹은 따뜻한 방에 있을 때면 잠들어 버리는 경우가 종종 있다.
☐ ☐ 9. 배부르거나 술을 마시면 잠드는 일이 종종 있다.
☐ ☐ 10. 저녁식사 후 엎드려 있다가 그대로 잠들어 버린다.
☐ ☐ 11. 침대에 누우면 5분 이내에 잠들어 버린다.
☐ ☐ 12. 차를 운전할 때 자는 일이 종종 있다.
☐ ☐ 13. 주말 아침은 평소보다 몇 시간씩 늦게까지 잔다.
☐ ☐ 14. 낮잠을 자지 않을 수가 없다.
☐ ☐ 15. 눈가에 검은 그늘이 있다.

자가진단검사 C 당신의 '수면 습관'은?

〈 예 아니오 〉

☐ ☐ 1. 업무 스케줄이나 약속 때문에 평일과 주말의 자는 시간이 항상 다르다.

☐ ☐ 2. 업무 스케줄과 약속 등으로 인해 평일과 주말에는 일어나는 시간이 항상 다르다.

☐ ☐ 3. 침실은 따뜻하고 항상 시끄럽다.

☐ ☐ 4. 침대 매트리스는 좀처럼 갈지 않는다.

☐ ☐ 5. 자기 전 2시간 이내에 술을 마신다.

☐ ☐ 6. 오후 6시 이후에 커피, 홍차, 콜라, 초콜릿 등을 먹는다.

☐ ☐ 7. 운동하는 습관이 없다.

☐ ☐ 8. 담배를 피운다.

☐ ☐ 9. 잠이 잘 오도록 약을 먹는 일이 많다.

☐ ☐ 10. 쉽게 못 자거나 자더라도 금방 눈이 떠질 때 누운 채 억지로 다시 자려고 애쓴다.

☐ ☐ 11. 자기 전에 무서운 소설이나 머리를 쓰는 책 또는 신문을 읽는다.

☐ ☐ 12. 불끄기 전에 침대에서 일을 하거나 TV 뉴스를 본다.

☐ ☐ 13. 함께 자는 사람이 코를 심하게 곤다.

☐ ☐ 14. 함께 자는 사람의 잠버릇이 나빠 껴안거나 차기도 한다.

☐ ☐ 15. 침대에서 남편(아내)과 자주 대화를 나눈다.

자가진단검사 D 이런 징조는 '위험신호'

〈 예 아니오 〉

☐ ☐ 1. 잠들기가 어렵다.

☐ ☐ 2. 밤중에 몇 번씩 눈을 뜬다.

☐ ☐ 3. 금방 깬 후에는 다시 잘 수가 없다.

☐ ☐ 4. 원인을 알 수 없는 공포감으로 잠이 깨는 일이 있다.

☐ ☐ 5. 낮에도 박장대소를 하거나 몹시 화를 내는 등 흥분하고 나면 지쳐서 그만 잠들어버리는 일이 있다.

☐ ☐ 6. 코를 곤다거나 호흡이 멈추기도 한다는 말을 듣는다.

☐ ☐ 7. 자면서 걷거나 말하는 일이 있다.

☐ ☐ 8. 자면서 이상할 만큼 많이 움직인다.

☐ ☐ 9. 자면서 자신이나 함께 자는 남편(아내)을 상처 입힌 적이 있다.

☐ ☐ 10. 해가 지면 매우 혼란스럽거나 공포심을 느낄 때가 있다.

☐ ☐ 11. 쉽게 잠들지 못하고 아침에는 일어나기가 어렵다.

☐ ☐ 12. 초저녁부터 잠들면 날이 밝기 전에 잠이 깨버린다.

☐ ☐ 13. 자기 직전에 다리 통증이나 저림을 느낀다.

☐ ☐ 14. 자는 동안에 꿈에 맞춰 몸을 움직인다.

☐ ☐ 15. 자주 불안감을 느끼고 기분이 우울하거나 걱정 때문에 잠들기가 어려운 적이 있다.

검사 결과와 앞으로의 수면 대책

자가진단검사 A는 수면에 대한 상식 테스트이다. 모두 '아니오'가 해답이다. 점수가 나빠도 염려할 것 없다. 왜냐하면 당신 말고도 많은 사람들이 그럴 테니까. 이 책만 읽으면 문제는 해결될 수 있다고 믿기 바란다.

자가진단검사 B는 수면이 부족한지를 테스트하는 것이다. 15개 질문 중 '예'에 3개 이상 표시가 있다면 충분한 수면을 취하지 못하고 있는 것이다. 이것도 당신만 그런 건 아니다. 수면 부족이 어떤 해를 미치는지 잘 알기 위해서 특히 3장을 주목해서 읽어 주길 바란다.

자가진단검사 C는 수면 습관을 조사하는 테스트이다. '예'가 한 개라도 있다면 당신의 생활방식에는 적절한 수면을 방해하는 요소가 있다고 생각된다. 깊은 잠을 자기 위해서는 어떻게 하면 좋은지 알기 위해서 4장이나 11장을 펼쳐보기 바란다.

자가진단검사 D는 당신에게 수면장애 징후가 있는지를 테스트하는 것이다. 어느 것이든 하나라도 '예'가 있다면 6장을 세심하게 읽어 보기 바란다. 심각한 수면장애일 경우에는 전문가와 상담하는 것이 좋다.

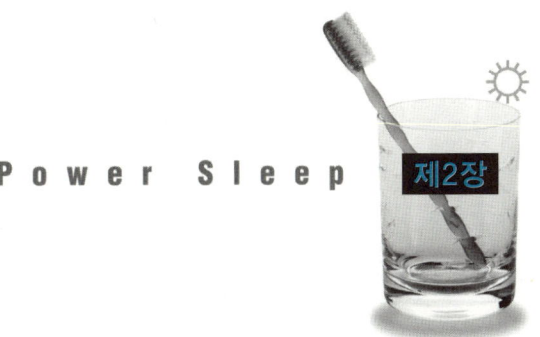

Power Sleep 제2장

깊이 자고 힘을 축적하는 슈퍼 타임

뇌는 자는 중에도 많은 일을 한다!

신은 여러 근심의 보상으로 희망과 잠을 주었다.

- 볼테르 -

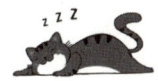

자는 중에도 이런 일이 일어나고 있다

잠이란 어떤 것인가, 혹은 사람은 왜 자는가를 설명하기 위해서는 지금까지의 연구 결과를 토대로 해야 한다. 인공 조명 덕택에 암흑은 사라져 버린 시대라도 사람은 자야만 한다.

사람은 지루하거나 심신이 피로해서만 자는 것이 아니다. 또 에너지를 보존하기 위해서도 아니다. 잠을 안 자도 쉬기만 하면 에너지는 사용할 필요가 없기 때문이다. 잠은 식사를 했기 때문에 혹은 아리스토텔레스를 비롯한 그리스 철학자들이 제창한 것처럼 위에 축적된 가스가 심장을 태우거나 뇌의 기공을 막기 때문에 일어나는 것도 아니다. 그리고 자야 한다는 생각만으로 잘 수 있는 것도 아니다. 사람이 잠을 자면 뇌가 활동을 멈추는 것은 더더욱 아니며 뇌의 정지는 동면하는 동물들에게만 볼 수 있다.

누워서 눈을 지그시 감은 채 미동도 없이 주변 자극에도 전혀 반응하지 않는다고 해서 그 사람이 정말로 자고 있다고는 단정할 수 없다. 하버드대 J. 알란 홉슨의 말처럼 그러한 행위는 얼마든지 조장할 수 있기 때문이다. 정말로 잔다는 것은 그러한 조작을 할 수 없는 뇌의 전기적, 화학적 활동으로 보이는 변화이다.

잠은 아무런 미동도 하지 않는 정지 상태가 아니다. 수면 중에는 낮의 활동에 중요한 영향을 미치는 여러 가지 단계가 연속해서 나타난다. 그리고 매일 밤 의식으로부터 외부세계가 사라지면 뇌파와 근육의 활동, 안구운동, 체온, 호흡, 맥박, 호르몬 분비, 그리고 음경 발기라고 하는 큰 변화가 연이어 나타난다.

전체적으로 보면 신경계의 활동은 약 10퍼센트밖에 떨어지지 않는다. 실제로 자고 있을 때는 깨어 있을 때의 뇌보다 활발한 경우가 있다. 수면 중에 일어나는 뇌의 여러 활동은 위장과 심장혈관, 면역기능을 조절하고 체력을 축적하며 새롭게 정보를 받아들일 준비를 한다. 아울러 이미 뇌에 들어 있는 정보를 보관 재편성하고 회수하는 일을 포함한 인식작용으로서 중요한 역할을 한다는 것을 알 수 있다. 수면이 뇌활동의 정지 상태라는 말은 무지에서 비롯된 것이다.

수면 중의 뇌파에서 일어나는 다채로운 활동

수면에 대해서는 최근까지 알려지지 않은 부분이 많았다. 1929년 독일의 정신과의사 한스 베르거는 작은 전극을 두부(頭部)에 연결하고 인간의 뇌파를 기록했다. 뇌전도 또는 EEG라고 불리는 이 뇌파의 기록을 보면, 자고 있을 때와 깨어 있을 때 뇌의 신경활동이 확실하게 다른 것을 알 수 있다. 깨어 있을 때의 뇌파는 주파수(사이클 매초=Hz)가 높고 진폭(뇌 뉴런의 방전량을 나타내는 마이크로볼트)은 낮다. 거기에 반해서 잘 때의 뇌는 저주파이고 고진폭의 뇌파를 특징으로 하며, 신경활동이 상당히 감소한다는 것을 베르거는 알게 되었다. 하지만 수면이 일정한 상태가 아니라는 것은 알지 못했다.

1939년 하버드대 연구팀은 잠든 후 1시간 동안에 졸음에서 얕은 잠, 그리고 깊은 수면으로 발전함에 따라 수면 중의 뇌파 레벨이 몇 개의 단계로 확실하게 구분된다는 것을 발견했다.

그러나 베르거와 그 밖의 연구자들은 수면 기록을 1시간 정도만 하고 한밤 내내 지속한 적이 없었기 때문에 깊은 수면 후에 일어나는 많은 뇌 활동의 변화를 발견할 수 없었다. 베르거의 실험으로부터 20년 이상이나 지나고 나서야 이러한 관찰이 이뤄졌고, 수면과 수면이 각성(잠이 깨서 정신을 차리는 일)에 미치는 영향에 대해서 비약적인 속도로 이해하게 된 것이다.

1951년 시카고대의 수면 연구실 대학원생 유진 아세린스키가 수면 개시 때의 느릿한 안구운동 연구에 뛰어들었다. 자고 있는 아기의 얇은 눈꺼풀을 통해 알 수 있는 각막(눈을 덮은 투명한 막)의 이동으로 눈의 움직임을 조사한 것이다. 그 과정에서 아세린스키는 놀라운 사실을 알아차렸다. 보통 느릿하게 움직였던 유아의 눈이 때때로 상하좌우로 심하게 움직이는 게 아닌가!

이러한 안구운동은 단순히 근육의 경련일까? 아니면 아기가 꿈속에서 눈으로 뭔가를 쫓고 있는 것일까? 아기는 과연 꿈을 꾸는 것일까? 자고 있는 중에도 뇌가 갑자기 활동하는 것은 아닐까? 이 활동은 몇 번 반복되며 한 번에 어느 정도 지속되는 것일까?

그로부터 아세린스키, 윌리엄 디멘트, 두 명의 교사인 나사니엘과 클라이트만은 여러 가지 실험을 통해 수면의 수수께끼를 밝혀 나갔다. 우선 성인 피실험자의 양쪽 눈꼬리 가장자리에 각각 작은 기록용 전극을 붙였다. 뇌파계로 안근육 동작을 증폭해 눈꺼풀 아래의 눈 동작을 알기 쉽게 파악하기 위해서다. 그리고 눈의 상하 동작을 알 수 있도록 한쪽 눈의 위아래에도 전극을 붙였다(같은 동작을 하기 때문에 두 눈 다 전극을 붙일 필요는 없었다).

밤사이 수면이 시작되자 천천히 움직였던 눈이 어느 순간 거의 움직이지 않다가 갑자기 심하게 빨리 움직이는 일이 있었다. 이 급속 안구운동(렘수면)을 할 때 자는 사람을 깨워서 "머릿속에 뭐 떠오르는 게 있습니까?"라고 물었다. 그러자 대부분 "꿈을 꾸고 있었어요"라고 대답했다. 한편 급속 안구운동을 보이지 않을 때(비렘수면) 깨워서 같은 질문을 하자 꿈꾼 경우는 훨씬 적었다.

수면 연구의 개척자인 시카고 연구팀은 꿈을 잘 꾸는 것은 몇 시경이고 그 시간은 얼마나 되는지 구체적인 통계를 냈다. 그래서 뇌파, 맥박, 호흡의 큰 변화, 성적인 흥분과 동시에 급속 안구운동이 일어난다는 것을 알게 되었다. 그 결과 수면과 수면이 하루의 활동에 미치는 영향에 대한 연구에 박차가 가해지게 되었다. 엄청난 연구논문이 새롭게 창간된 수면전문지를 들썩거리게 만들었다. 드디어 수면은 휴식만을 목적으로 한 무력하고 일정한 상태라든가 뇌가 정지한 상태라는 시각은 없어지게 된 것이다.

처음부터 깊은 잠에 빠지는 것은 아니다

'침대에 누우면 천천히 깊은 잠에 빠져들어 잠시 그 상태가 유지된다. 꿈을 꾸는 것은 이때다. 그러다가 마침내 조금씩 얕은 잠으로 돌아오고 잠이 깬다'라고 생각하는 사람도 적지 않다. 그러나 실제로 자는 동안에 나타나는 현상은 단순하게 설명할 수는 없다.

그럼 이제 당신이 수면 연구실을 방문하는 가상의 상황을 설정해 보려고 한다. 당신은 머리에 전극을 붙이고 수면단계를 거치게 될 것이다.

연구자가 당신이 잠들기 전에 뇌파를 기록하기 위해 당신의 두피에 작은 전극을 붙인다. 그리고 안구운동과 근육의 긴장, 체온, 호흡, 맥박, 호르몬 분비, 음경 발기를 기록하기 위해 여러 장치를 설치한다. 그렇게 설치된 케이블은 침실 벽의 접속기를 통해 관리실의 폴리 그래프(뇌파계)와 컴퓨터로 연결된다. 당신의 신체가 내보내는 희미한 전기 시그널을 측정기로 증폭하고, 2킬로미터 길이의 종이에 장장 8시간에 걸쳐서 기록한 후 그 기록을 분석할 수 있도록 컴퓨터에 저장해 둔다.

연구자는 침실의 조명을 끄고 당신에게 잘 자라는 인사를 한다. 그리고 머리와 뇌와 몸의 여러 곳에 케이블로 감겨 있는데도 당신은 깊은 잠에 빠진다. 그러나 연구자는 당신이 편안하게 자는 동안에도 깨어 있지 않으면 안 된다. 그것은 수면 연구에 일생을 건 전문가라면 반드시 견뎌내야 할 일이기도 하다.

서파수면(깊은 수면, 델타 수면)에 이르기까지

당신은 눈을 떠 천장을 보면서 침대에 누워 있다. 주파수가 높고(15에서 20HZ) 전압이 낮은(15마이크로볼트 이하) 베타파가 당신이 깨어났음을 가르쳐 준다. 안구운동의 기록도 마찬가지(도표 2-1 참조)이다. 피곤에 지쳐 누운 다음 눈을 감고 금방 졸리기 시작한다. 뇌파의 주파수가 약간 낮아지고 전압은 조금 높으며 규칙적이다. 빗살무늬와 같은 8에서 12헤르츠의 알파파는 긴장은 풀렸어도 아직 당신이 깨어 있음을 나타내고 있다.

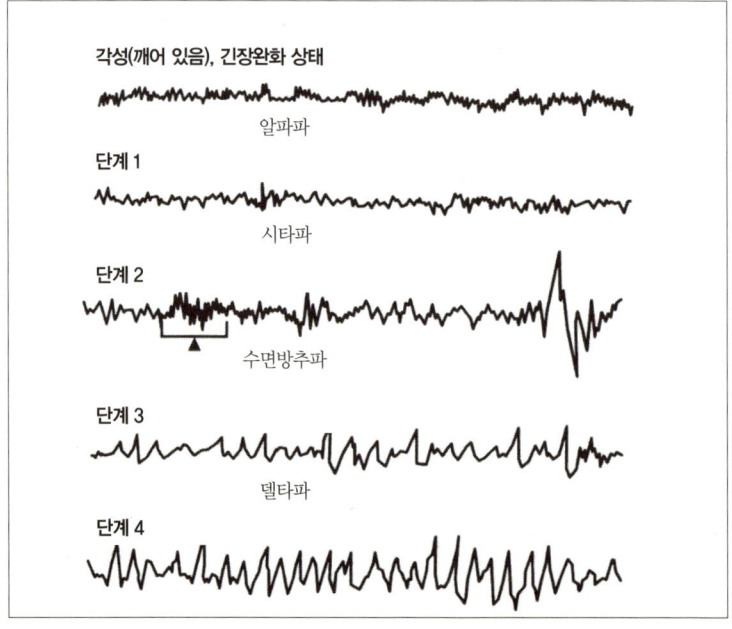

※도표 2-1 수면 시와 각성 시의 뇌파

알파파 단계에서 몇 분이 지나면 호흡도 뇌파도 더욱 늦어진다. 단계 1의 가벼운 수면에 들어가 4에서 8헤르츠, 50에서 100마이크로볼트의 시타파가 나타난다. 이 과도 단계에서 맥박은 늦어지고 안정되며 호흡은 얕고 규칙적이다. 때로는 호흡하고 있는지 아닌지 알 수 없는 경우도 있다. 이 단계는 10초에서 10분 정도 지속되며 일순간 환각을 보는 일이 있다. 이것은 '입수기 환각'이라고 한다. 갑자기 온몸의 근육이 느슨해진 상태에서 어딘가에서 툭 떨어지는 듯한 느낌에 눈을 번쩍 뜨는 경우도 있다(옆에 자는 사람 탓은 아니다).

시타파인 단계 2에서 깨우면 대개 막 잠들었다는 답을 듣게 된다. 사실 이때는 주변 상황을 모두 느끼고 있어 깨우면 금방 눈을 뜬다.

이후 당신은 단계 2로 넘어간다. 시타파에 K복합파(단일 진폭이 높은 흐름과 수면방추파)가 섞여든다. 수면방추파란 12에서 14헤르츠의 흐

알파파는 스트레스 사회의 구세주?!

1960년대 초 바이오피드백 장치로 긴장을 푼 알파파 상태를 만들어 고혈압과 두통을 억제하려는 시도가 있었다. 이스라엘의 수면 연구자 페레츠 라비는 알파파 컨트롤은 가능한 것 같지만, 그것이 건강을 회복시킨다는 확실한 증거는 없다고 보고하고 있다. 그럼에도 불구하고 알파파는 사람을 긴장을 풀어 주기 때문에 스트레스가 많은 현대사회에서는 상당히 중요한 것으로 여겨지고 있다.

름으로, 베틀의 방추(가락, spindle) 형태와 비슷하기 때문에 그렇게 불리고 있다.

J. 알란 홉슨 박사와 플로리다대의 윌리스 웹 교수는 이 수면방추파가 나타나기 약 7분 전 피실험자가 전혀 움직이지 않는다는 것을 발견했다. 몸을 안 움직이게 되면 근육 신경을 통해 근육의 긴장이 느슨해지고 뇌간의 자극이 약해짐으로써 수면이 유발된다. 전문가들 사이에서는 이 10분에서 20분간의 단계 2가 진짜로 자는 것이라고 생각했었다. 이 단계에서 대부분 외부세계로부터 해방되어 외부 자극은 아무것도 보지도 듣지도 못한다. 이 단계에서 깨우면 대부분은 푹 자고 있었다고 대답한다.

이 시점은 당신이 자려고 눈을 감은 지 20분에서 30분이 지나 있다. 거기에서 단계 3이 시작되고 시타파만이 아니라 델타파(주파수가 매우 낮고, 전압이 높다)가 나타나게 된다.

그러나 시타파는 곧바로 모습을 완전히 감춰 버린다. 이것이 단계 4로, 더욱 깊은 수면(서파수면, 델타수면)에 빠진다. 이 단계에서 나타나는 것은 주파수가 0.5 내지 2헤르츠, 진폭이 100에서 200마이크로볼트의 델타파뿐이다. 이때 갑자기 알람시계나 전화벨을 울려 깨우면 잠시 머리가 멍해져 버릴 것이다. 금방은 무슨 일이 있었는지 알지 못한다. 깊은 수면이 갑자기 중단되었기 때문이다. 이 단계 4에 있는 어린아이를 깨운다는 것은 극히 어렵다. 말 그대로 억지로 일으켜 세워서 걸어다니게 한대도 눈을 뜨지 못할 정도다.

델타 수면에서는 근육은 완전히 느슨해지고 혈압은 내려가며 맥박과 호흡도 늦어진다. 뇌로 공급되는 혈액량도 최저로 떨어진다. 무방비한 상태로서 외부세계로부터는 더욱더 분리된다.

델타수면에서 눈을 뜨는 것은 아주 어렵다. 여기까지 푹 잤다면 더 할 얘기가 없는 것이다.

깊은 수면으로 힘을 축적한다

서파 수면은 체력 회복은 물론 성장을 촉진하고 건강을 지켜준다.

1. 체력 회복과 성장을 촉진하는 시간

- 깊은 델타 수면에서는 근육으로 보내는 혈액량이 많아지는데, 이것은 체력을 회복시키는 작용을 한다. 수면이 부족하거나 낮에 심한 운동을 하면 깊은 수면 시간이 상당히 길어진다. 백 킬로미터의 울트라 마라톤을 한 사람은 경주 후의 이틀 밤은 평소보다 단계 3과 단계 4가 늘어난다.
- 깊은 수면에서는 체온이 내려가고 에너지를 보존한다.
- 깊은 수면에서는 대사활동이 최저가 되고 조직의 성장과 회복에 대비한다.
- 단계 3과 4의 깊은 수면 사이에 뇌하수체전엽에서의 성장 호르몬 분비가 24시간 동안 더욱 활발해진다. 성장 호르몬은 성장과 발육을 촉진하고 신체 조직을 회복시킨다. 그래서 특히 어린이나 사춘기 청소년에게는 깊은 수면을 방해하지 않는 것이 중요하다. 성인이 되면 성장 호르몬의 분비가 줄고, 나이를 먹으면 깊은 수면을

취하는 시간도 적어진다.

2. 바이러스 감염에 대한 면역력을 높이는 시간

자연면역 시스템을 조절하는 물질(인터로이킨, 종양회사인자 등)은 서파수면 동안에 증가한다. 캘리포니아대 샌디에이고캠퍼스의 마이클 아윈 박사 그룹은 연구를 통해 수면이 조금만 부족해도 면역력이 저하된다는 것을 알았다. 수면이 부족하면 바이러스 감염에 대한 저항력이 떨어진다. 감기나 인플루엔자, 기도감염에 걸리기 쉬워지는 것이다. 그러나 고맙게도 면역력은 없애는 것도 간단하지만 회복하는 것도 간단하다. 하룻밤 수면이 부족했더라도 그 만큼을 보충하면 면역 시스템은 금방 제자리로 돌아온다.

병에 걸리면 열만 나는 것이 아니라 잠도 잘 온다. 잠을 자면 감염을 물리칠 수 있음을 몸은 알고 있는 것 같다. 그처럼 숙면하면 기력과 활동능력, 건강이 한층 좋아지는 것을 알 수 있다. 그렇다면 숙면하는 방법이 무엇일까? 자세한 설명은 4, 5, 11장에 나와 있다.

수면이 체력을 회복시키고 성장을 촉진하며 면역력을 강화하기만 한다면, 다음 날 활동할 준비가 갖춰질 때까지 깊은 수면은 중단되지 않고 지속될 것이다. 하지만 그리 간단치 않다. 아직 수면 여행의 최종목적지에는 이르지 못했다. 아니 목적지는 보이지도 않는다.

렘수면의 수수께끼를 푼다

고요한 델타수면이 30분에서 40분 지속되면 다시 단계 3, 단계 2로 돌아간다. 잠자기 시작해서 90분에서 110분쯤의 일이다. 단, 경계영역의 단계 1까지 돌아가는 일은 없다.

그리고 놀라운 변화가 일어난다. 깨어났을 때와 서파수면 때보다 교감신경계가 활발해진다. 뇌에 흘러드는 혈액량이 많아지고, 맥박과 호흡수, 혈압이 올라가고 어느 정도 불규칙해진다. 체온이 상승하고 남성도 여성도 성기가 성관계할 때와 같은 움직임을 보인다. 감긴 눈꺼풀 안쪽에서 주변을 둘러보듯이 눈이 좌우로 움직이기 시작한다. 처음 단계 2와 달리 K복합파와 수면방추파는 나타나지 않고, 시타파에 알파파가 섞여 있다. 이것은 깨어 있을 때와 같은 상태이지만 깨어난 것은 아니다. 렘수면(REM: Repid Eye Movement, 급속 안구운동)에 들어간 것이다.

이 단계는 그 특징적인 안구운동 때문에 렘수면이라고 불린다. 이 최초의 렘수면은 1분에서 10분 간 지속되고 보통 이때 꿈을 꾼다. 그렇다면 눈이 움직이는 것은 꿈속의 영상을 쫓기 때문일까? 아니 아마도 그렇진 않을 것이다. 태어날 때부터 보지 못하는 사람은 시각적인 꿈은 꾸지 않지만 역시 급속 안구운동을 보인다. 아마 꿈 영상을 눈으로 쫓는 동작과 삼차신경(두부의 지각과 운동을 담당한다)의 움직임으로 얼굴 근육 수축이 겹쳐져 눈을 심하게 움직일 것이다. 삼차신경의 끝부분은 렘수면 사이에 전기 에너지를 발생하는 뇌간 바로 옆에 있다. 세 개로 나눠진 신경은 얼굴로 연결되고 눈에도 작용한다.

렘수면에서는 대뇌의 운동피질에서 오는 신경전달이 뇌간으로 차단된다. 그로 인해 근육은 완전히 긴장을 잃고 몸은 거의 움직이지 않게 된다. 렘수면은 몸이 마비된 것처럼 거의 안 움직이지만 뇌가 활동하고 있으며 꿈꾸고 있는 상태이다. 꿈꿀 때 몸이 움직이면 옆에서 자는 사람을 다치게 할지도 모른다. 고령의 남성 중에는 운동피질에서 오는 신호를 차단하는 기능에 손상을 입어 렘수면 시간에도 몸을 움직이는 사람이 있다. 이렇게 꿈꿀 때 몸을 움직이는 남성들은 자신과 타인을 다치게 하는 일도 적지 않다.

렘수면일 때는 성적 흥분으로 남성은 페니스가 발기하고, 여성은 클리토리스가 발기해서 질내의 혈류가 증가하고 자궁이 수축한다. 이것은 꿈 내용과 실제 성생활이나 기상과는 관계가 없으며 렘수면 사이에 95퍼센트의 비율로 볼 수 있기 때문에 극히 정상적인 일이다.

렘수면 중의 발기는 페니스에 혈액을 보내고 산소와 영양을 공급해 주며 깨어 있을 때 건전한 성생활이 가능하도록 하기 위해서다.

어떤 의사는 남성 발기부전의 심리적, 생리적 원인을 밝혀내려고

렘수면 중의 성기 발기는 '신의 경고'를 수신하기 위한 안테나

렘수면 시에 성기가 발기하는 원인은 무엇일까? 나는 대학의 수면강좌 최종시험에서 '렘수면 중에 페니스는 어째서 발기하는 것일까, 그리고 무엇을 위해서인가?'라는 문제를 냈다. 정답은 '부교감 신경계의 신경지배와 테스토스테론의 레벨이 상승해서 생리적 반응을 일으킨다. 무엇을 위해서인지는 모른다'. 그런데 어떤 학생이 다음과 같은 독특한 답안을 제출했다. '신의 경고를 알리는 꿈을 수신하기 위한 안테나라고 생각한다.' 어쩌면 당신도 그렇게 믿는가?

수면 연구실에서 남성 또는 여성환자의 밤 수면상태를 기록했다. 그렇게 해서 환자가 렘수면에서 발기하면 발기부전의 원인이 신체에 있는 게 아님을 확인한다고 한다.

수면의 어떤 단계에서든 꿈을 꾸기는 하지만 대부분은 렘수면 중에 일어나며 다른 단계보다 더 뚜렷하고 강렬한 단계도 렘수면이다.

기억력이 좋은 사람의 비밀은 렘수면에 있었다

렘수면의 중요한 역할은 기억을 보관, 유지하고 편성하며 나아가 필요에 따라서 재편성하는 일이다. 아울러 새로운 학습과 행동을 촉진하는 일이다. 즉, 렘수면의 힘이 없으면 우리의 뇌는 정상적인 활동이 불가능하다.

1. 기억을 선명하게 유지 보관하는 '역설 수면'

렘수면은 흔히 역설 수면이라고도 한다. 깨어 있을 때보다 뇌파가 격렬하게 활동하기 때문이다. 이것은 극심한 신경의 흥분이 뇌간에서 뇌의 상부로 퍼지고, 정보를 재편성하고 분류함과 동시에 기억을 보관하고 원래 자리로 되돌리기 때문이라고 생각된다.

뭔가를 기억하거나 경험하면 뇌의 뉴런이 다른 뉴런과 특별한 결합을 한다. 이것은 뉴런의 회로를 전기적으로 자극한 결과 뉴런의 단백질 구조가 변화해서 일어나는 것이다. 이 뉴런의 연쇄는 뉴럴 네트워크 또는 기억흔적이라고 불리며 뇌 전체에 걸쳐서 모든 지식을 보관한다. 모든 기억을 수용하는 파일 캐비넷이며 어떤 지식이든 이곳에서 추려낸다.

렘수면 동안에 뉴런이 결합해 가면서 기억이 뇌에 보관된다. 이제 그것을 증명하는 사례를 제시해 보려고 한다.

- 양전자방사단층촬영법(PET)으로 스캔한 뇌 화상을 보면, 학습에 관계하는 대사활동은 깨어 있을 때와 '비렘수면'(NREM: Non Rapid Eye Movement Sleep, 비급속 안구운동) 때보다 렘수면 때가 상당히 높다. 대뇌의 포도당 대사는 렘수면이 기억을 촉진시키고 있음을 나타내고 있다.
- 공부를 열심히 하면 급속 안구운동이 한층 심해진다. 졸업시험을 대비하는 대학생은 며칠간 렘수면이 증가되는 것을 볼 수 있다.
- 수면이 중단되면 단기간의 기억을 장기 기억으로 옮기는 뇌 기능이 잘 작동하지 않는다.
- 자기 전에 집중적인 훈련을 하면 렘수면이 현저하게 증가하며 그것이 더욱 증가해야 우수한 결과를 나타낸다.
- 렘수면 후에는 기억력이 뚜렷하게 향상한다. 이것은 얼마 동안 비렘수면을 하고 있거나 깨어난 후와는 전혀 반대이다. 반대로 렘수면을 빼앗기면 막 기억한 정보를 보존해 두기가 어려워진다. 따라서 적당한 렘수면은 기억을 보관하고 꺼내야 하는 낮 시간을 위해서 매우 중요하다.

운 나쁘게도(때로는 운이 좋은 경우도 있지만) 사람은 경험한 일과 생각한 일을 모조리 기억하는 것은 아니다. 뇌세포와 뉴런은 시간이 지나면 쇠퇴하고 사용하지 않으면 그 속도는 더욱 빨라진다. 뉴럴 네트워크의 뉴런 결합은 항상 자극을 받지 않으면 연결이 약해지며 축적된 정보를 잃게 될 우려가 있다.

사람은 낮 동안에 지식과 기억을 구사해 많은 뉴런의 회로를 자극한다. 또 뭔가 신경이 쓰이는 일이 있으면 그 일이 머리에서 떠나지 않고 그 사고가 포함된 뉴런의 결합이 강해진다.

그러나 별로 사용하지 않은 지식과 기억은 어떻게 하면 보존할 수 있을까? 고맙게도 렘수면이 매일처럼 그 일을 도와준다.

렘수면에서 일어나는 뇌 속의 뉴런 결합은 자동으로 활발해진다. 경험과 정보를 축적하는 뉴런 회로가 자동으로 자극을 받는 것이다. 자극 받은 결과가 바로 꿈이다. 과거 일을 떠올리고 앞으로 일어날 일을 생각하거나 혹은 알고 있는 일과 모르는 일을 함께 엮는다.

정신에 중요한 지식과 기억을 축적하고 있는 뉴런의 회로가 자극받아 꿈꾸는 것이라고 한다면 그중에는 의미 있는 것이 있을지 모른다. 분석하지 못하는 것도 있지만 전혀 의미가 없는 것도 있다. 렘수

자는 사이에 시 쓰고, 방정식 풀고……

잠을 자면 사람은 불필요한 것을 모두 버리고 원래의 자신으로 돌아간다. 온갖 것에 사로잡혀 피곤에 지친 끝에 생전 처음 보는 동굴 속으로 자신도 모르게 운반되어 가는 것이다. 그곳에서 시를 가지고 돌아오며, 풀지 못했던 방정식을 풀기도 한다. -가브리엘 로이 〈더 캐셔〉에서

면 활동 중에 우연히 자극을 받아 관계가 없는 지식과 기억으로 만들어진 것이라고도 생각할 수 있다.

꿈과의 관계가 어떻든 렘수면은 뉴런을 자극해서 기억회로를 강화한다. 이것은 무거운 역기를 들어올려 근육을 강화하는 것과 같다.

데이터를 처리하는 것과 달리 기억을 강화하는 수면의 효과는 그것을 나타내는 데 며칠이 걸린다. 이는 신경조직은 활발한 반면 호르몬 활동이 느릿한 것과 관계가 있다고 수면 전문가는 생각하고 있다.

2. 기억의 취사선택과 파일링

자고 있을 때는 새로운 일을 기억할 수는 없다. 기억은 렘수면으로 뇌가 활동하고 있는 사이에 이뤄지는 것인데, 전날에 기억한 중요한 정보를 장기 기억으로 옮기는 일을 한다. 모든 지식이 따로따로 기록되어 있다면 떠올리는 데 시간이 걸려서 불편하고 귀찮을 수밖에 없다. 따라서 컴퓨터는 파일링 시스템인 '폴더'를 사용하듯이 지식은 렘수면 동안에 관계 있는 지식이 포함된 뉴럴 네트워크에 편입된다. 이렇게 하면 새로운 지식과 오래된 지식이 효율적으로 연결되고, 필요에 따라서 기억을 교체하거나 수정하거나 늘릴 수 있다.

꿈속에서 문제를 해결하는 것은 렘수면 사이에 뉴럴 네트워크가 재편성되어 생긴 현상이다. 많은 예술가, 음악가, 과학자가 자는 동안에 생애에서 가장 훌륭한 아이디어를 떠올렸다고 한다. 그러한 얘기는 대부분 전해진 말이며 과학적으로는 증명되진 않았다. 재봉틀, 원소의 주기율표, 지킬박사와 하이드 씨의 이중인격 등은 모두 꿈속에서 생각해낸 것이라고 전해지고 있다.

폰 슈트라도니츠는 꿈속에서 벤젠의 구조, 즉 벤젠 고리를 발견했다고 주장하고 있다. 학회 강의에서 폰 슈트라도니츠는 다음과 같은 인사로 끝을 맺는다. "꿈꾸는 방법을 발견해야 합니다, 여러분. 그리하면 진리를 발견할 수 있을 것입니다."

일부 작가나 연구자는 소설의 아이디어와 문제 해답은 렘수면 속에서 발견한다고 말한다. 렘수면 속에 있으면 회상하는 것도, 느끼고 생각하고 상상하는 것도 뜻대로 이뤄진다. 외부세계에 정신을 빼앗기지 않고 현실에 속박되는 일도 없다.

기억을 우선 순위로 열거하는 일도 수면 중에 이뤄질 것이다. 중요한 기억은 렘수면 때 강화되며 불필요한 일은 담아두지 않고 장기기억에서 떼어낸다. 그래서 여유 공간을 만들어 깨었을 때 또 다른 새로운 정보를 집어넣을 수 있다는 의미이다.

수면학습의 효과는 어느 정도인가?

수면학습은 가능한가?
자는 사이에 뇌는 정보를 보관하고 재편성하고 우선 순위로 열거한다. 잠이 깬 순간 어려운 문제가 풀렸을 때는 수면 중에 학습한 듯한 느낌이 들지도 모른다. 그러나 수면 중에 생전 처음인 일을 기억할 수는 없다. 새로운 정보를 자기 것으로 만들기 위해서는 깨어나 있어야 한다. 그러므로 괜히 헛소문에 속아서 스피커가 부착된 베개를 사거나 하는 일은 없기를 바란다.

3. 신경전달물질을 보급하고 새로운 지식을 주입한다

신경전달물질은 뇌 속에 있는 화학적인 메신저이며 특정한 뉴런과 다른 뉴런을 교신시킨다. 노르에피네프린과 세로토닌 같은 신경전달물질은 학습하고 기억하는 데 아주 중요하다고 알려져 있다. 신경전달물질의 양에는 한계가 있어 낮에 쉼 없이 뇌를 활동시키면 그날 안에 심하게 소모되고 만다.

렘수면에서는 노르에피네프린과 세로토닌을 포함한 뇌세포는 쉬고 있다. 신경전달물질은 사용할수록 양이 줄어든다. 그래서 뇌세포는 휴식을 취하고 다음 날을 대비해 신경전달물질을 공급하는 것이다. 이 물질은 학습과 기억에 꼭 필요하고, 잠이 부족하거나 질 나쁜 잠을 자면 공급되지 않으며 학습과 기억도 불가능해진다.

렘수면은 즐거운 꿈을 꾸게 해주는 효과만 있는 게 아니다. 적절한 렘수면은 기억을 보관하고 재편성하며 학습에 반드시 필요하다. 앞에서 말했듯이 처음 렘수면은 9분 정도이다. 그러나 이것만으로는 너무도 부족하다. 낮에 최고의 활동을 하기 위해서는 렘수면이 필요하다. 그러나 걱정할 필요는 없다. 이후에도 더 많은 렘주기가 찾아오기 때문이다.

뇌를 최고 상태로 회복시키는 슈퍼 타임

첫 렘주기 이후 다시 단계 2, 단계 3, 단계 4로 가고, 또다시 단계 3, 단계 2를 거친 다음 렘수면으로 들어간다. 이 주기는 90분에서 110분마다 잠에서 깰 때까지 반복된다(도표 2-2 참조). 수면 시간에 따라 다르겠지만 아침까지 4~5회가 반복될 것이다.

밤이 끝나면 단계의 길이가 달라진다는 사실을 깨닫게 될 것이다. 2회째의 주기가 끝나면 단계 3, 단계 4는 극히 짧거나 혹은 거의 없어져 버리고 비렘수면은 단계 2만 남는다. 주기가 진행될 때마다 렘수면 시간은 20분에서 60분 정도 길어진다.

8시간을 푹 자면 렘수면은 4~5회가 나타난다. 전부 합치면 1시간 반~2시간 정도로 중요한 꿈을 꾸는 데는 충분한 시간이다. 그 꿈 대부분은 기억하지 못한다 해도 말이다.

그러나 꿈이 렘수면의 단 한 가지 작용도 아니고 중요한 작용도 아니다. 렘수면은 낮 시간을 대비해 뇌를 최고 상태로 만들기 위해 없어서는 안 된다. 뇌가 렘수면을 필요로 하기 때문이다. 그 점이야말로

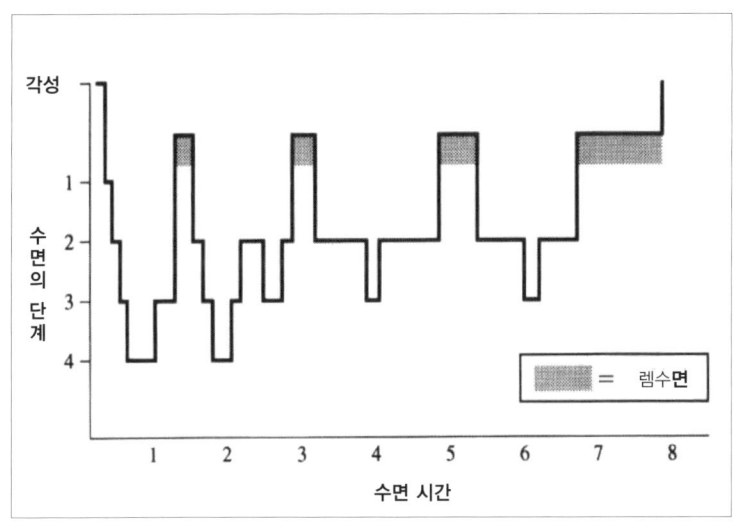

※도표 2-2 〈밤 수면 시간의 시간적 구조〉

렘수면의 효과를 가장 잘 설명해 주고 있다. 즉, 며칠간 잠이 부족했더라도 그 이후 평소보다 오래 잔다면 렘수면량이 증가하고 시간도 길어진다.

밤 잠이 짧으면 새벽녘에 나타나는 긴 렘수면이 없어져 버린다. 다음 장에서 알 수 있듯이 렘수면을 못하면 낮 동안의 학습, 사고, 기억과 행동에 심각한 영향을 초래한다. 렘수면을 못해도 평소와 다름없이 무슨 일이든 잘 해내는 사람이란 있을 수 없다는 뜻이다.

이미 밤도 늦었다. 이 책을 그만 읽고 빨리 잠자리에 들기 바란다. 내일을 대비해서 렘수면은 얼마든지 필요한 것이니까 말이다.

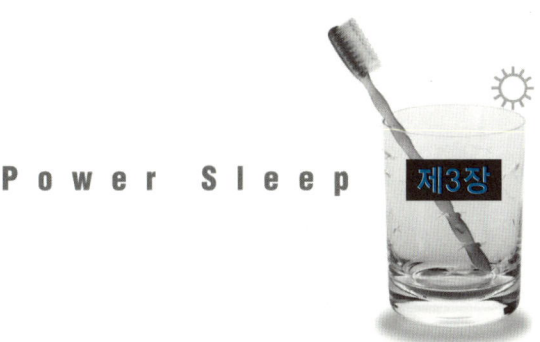

Power Sleep　제3장

두뇌를 활성화시키는 최적의 수면 조건

성과가 없는 이유는 모두 여기에 있었다!

장수의 비결은 쾌면, 쾌식, 쾌변이다.

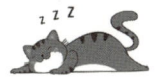

수면과 각성은 뇌 속에서 항상 일어나고 있다

수면 전문가 윌리엄 디멘트 박사와 데일 에드거 박사의 말에 의하면, 인간의 뇌에는 잠재우려는 경향과 계속 깨어 있으려는 경향을 결정하는 두 가지의 반대 작용이 동시에 존재하고 있다고 한다. 그중 한 가지는 항상성(호메오스타시스) 수면 충동과 두 번째는 시각의존성 각성작용이다.

1. 항상성 수면 충동 – 수면을 유발하고 유지한다

수면을 유발하고 유지하는 것은 '항상성 수면 충동'이다. 이것은 낮 동안 건강하게 지내기 위해 필요한 만큼의 수면량을 확보하려는 생리적 충동이다. 이 작용은 밤사이 활발해지기 때문에 사람은 계속해서 잠을 잘 수 있다. 보통 16시간을 일어나 있기 위해서는 8시간은 자야만 한다. 그리고 항상성 수면 충동은 낮에도 작용하는데 깨어 있는 시간이 길어지면 길어질수록 자고 싶다는 욕구는 강해진다.

그러나 보통 항상성 수면 충동은 깨어 있으려는 기력을 억제하는 부분까지는 가지고 있지 않다. 하지만 전날(또는 며칠간) 잠이 부족했다면 낮에도 자고 싶은 충동이 커지며, 졸면 안 된다고 생각하면서도 잠들어 버리는 경우가 있다. 반대로 밤에 푹 자면 한낮의 졸음은 그만큼 적어진다.

2. 시각의존성 각성작용 – 생체 시계가 기상을 컨트롤한다

한편 인간을 잠에서 깨우고 그 상태를 유지시키는 것은 생체 시계에 의해 조절되는 '시각의존성 각성작용'이다. 생체 시계는 시교차상핵(視交叉上核)이라는 두 개의 작은 신경구조로 뇌의 중심에 있다. 이 시계는 각성(잠에서 깨는 일), 체온, 호르몬 생산의 리듬을 시각으로 조절한다. 이들 리듬은 복잡하지만 규칙적으로 계속되는 정신적, 생리적인 변화로, 약 하루를 주기로 하기에 일일리듬(서커디언 리듬)이라고 불린다(서커디언은 '대략'을 의미하는 라틴어의 'circa'와 '하루'를 의미하는 'di'가 합성되어 생겼다).

각성 리듬이란 '꾸벅꾸벅 조는 상태'에서 '확실하게 깨어 있는 상태'까지 시각, 장소, 그때 무엇을 하고 있는가에 의해 달라진다.

생체 시계와 거기에서 생겨나는 시각의존성 각성작용과 그 리듬은 햇빛에 영향을 받는다. 한낮의 햇빛을 느끼면 생체 시계는 수면을 유도하는 멜라토닌 분비를 억제하고 잠깬 상태로 유지하려고 한다. 그러면 주간의 밝음과 밤의 어둠을 느끼지 못하는 환경에 놓인다면 어떨까? 계속 잠만 잘까? 적어도 언제 눈을 떠야 할지 알 수 없게 되는 것은 아닐까?

한 연구에서 몇 주일을 동굴이나 창이 없는 방에서 지내면서 생체 시계의 활동을 조사하는 실험이 있었는데 거기에서 두 가지 사실을 알아냈다. 첫째로 낮과 밤이 없어도 생체 시계는 작용하며, 둘째로 시각의존성 각성작용은 24시간이 아니라 25시간과 가까운 주기로 반복된다는 것이다. 그 때문에 시각적인 단서를 제거 당한 피실험자는 매일 밤 자는 시간이 한 시간씩 늦어진다.

그러나 25시간 주기로 된 인간의 생체 시계는 매일 아침 주야의 24시간 시계에 맞춰져 있다. 하루 1시간만 조절할 경우 몸은 쉽게 받아들이며 1시간이 더 늘어난 것도 알아차리지 못한다.

그런데 평일에 자고 일어나던 시간이 주말이면 달라지거나, 주야를 바꾸는 교대근무 또는 시차가 있는 지역으로 단기간에 이동한다면, 새로운 스케줄과 현지 시간에 맞추기 위해 생체 시계는 큰 조정을 해야만 한다. 그렇지 못하면 눈을 뜨라(또는 잠을 자라)고 지시하는 체내의 알람시계가 말도 안 되는 시간에 울려 버린다. 자고 싶은데 눈을 뜰 수밖에 없고, 일어나 있고 싶은데 잘 수밖에 없는 식이다(이 성가신 문제에 대처하기 위해서는 8, 9장을 참조).

어쨌거나 생체 시계가 생활 리듬을 늘 정상으로 조정하도록 해야 한다. 그렇게 하면 침대에 있는 시간이 일일리듬의 '잘 때'가 되고, 침대에서 나오는 시간이 '깨어 있을 때'와 들어맞게 되는 것이다. 그러려면 한 가지 방법밖에 없다. 정해진 수면 스케줄을 잡는 것, 즉 매일 같은 시간에 침대에 들어가서 같은 시간에 일어나는 것이다. 거기에 대해서는 4장에서 상세하게 설명하고 있다.

수술로 생체 시계를 제거 당한 동물은 일일리듬에 따라 눈을 뜨거나 자지 않게 되고, 낮 시간에 제대로 일어나 있지도 않는다. 단, 짧은 시간이라도 어떻게든 깨어 있는 능력까지는 잃지 않는다. 항상성 수면 충동이 충분한 수면을 권할 때까지는 일어나 있는 것이다. 주간에 잠을 깨워두는 생체 시계가 없어지면 인간은 아마 한두 시간만 깨어 있거나, 그러고 나서 그것을 메우기 위해 몇 시간씩 자게 될지 모른다. 전과는 전혀 달리 쾌적한 생활도 생산적인 활동도 할 수 없다.

수면 충동과 달리 주간의 각성 리듬만 봐도 그 강도가 다르다. 시각의존성 각성작용은 오전에 약간 강해지고 오후 초가 극히 낮으며, 오후 늦게부터 밤이 깊어지기 전에 상당히 강해진다(도표 3-1 참조). 즉 밤에 푹 자도 낮에 깨어 있는 레벨은 차이가 있다.

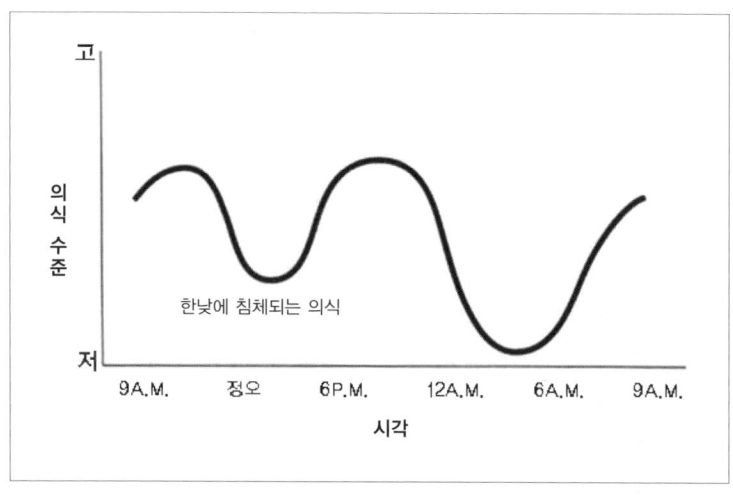

※도표 3-1 〈24시간에 걸친 의식의 변화〉

한낮이 되면 왜 맥이 빠지는가

사람이 자느냐 깨느냐는 항상성 수면 충동과 시각의존성 각성작용이라는 2가지 반작용 중 어느 쪽이 더 강하냐에 따라 결정된다. 이것이 하루하루의 수면과 각성 사이클을 만들어낸다(도표 3-2 참조).

낮에 자려는 충동은 생체 시계가 깨어 있으려는 작용으로 인해서 없어지기 때문에 눈뜨고 있을 수 있다. 밤이 되면 사고력이 둔해지는데 이것은 졸음(항상성 수면 충동)이 그 기세를 늘려가기 때문이다. 밤이 깊으면 생체 시계의 작용이 내려가고 수면 사이클이 되돌아온다.

수면이 부족하면 수면 충동이 시각의존성 각성작용을 억제하고 낮에도 자게 된다. 예컨대 오후 1시부터 3시경과 같이 정해진 시간이 되

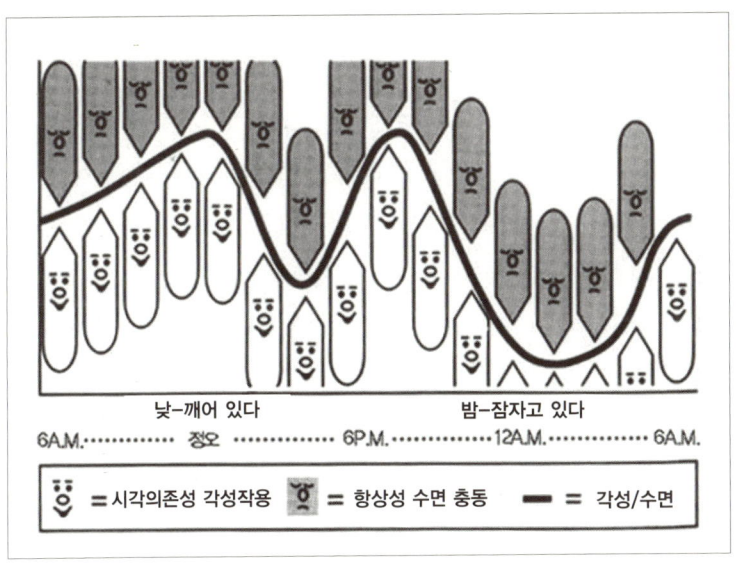

※도표 3-2 〈수면과 각성의 사이클(데일 에드거, 윌리엄 디멘트)〉

면 시각의존성 각성작용의 기세가 줄어든다. 특히 밤사이 충분히 자지 않으면 강해진 수면 충동에 그대로 몸을 맡기게 된다. 때와 장소를 막론하고 앉은 채 졸음에 빠지게 되는 것이다.

수면 충동은 항상 당신 옆에 존재하고 있기 때문에 열심히 뭔가를 하고 있을 때라도 방심하면 갑자기 덮쳐 온다. 특별히 느낌이 없더라도 수면 충동은 항상 곁에 있다. 그저 숨을 죽이고 당신의 마음이 긴장을 풀기를 기다리는 것뿐이다. 특히 수면 부족이 심하면 막무가내로 잠들어 버릴지도 모른다. 그때가 고속도로를 주행하는 중이거나 하는 일이 없기를 바랄 뿐이다.

언제 어디서든 금방 잠드는 것은 자랑할 일이 아니다?!

잘 잔다면 잠자리에 들어가는 시간까지 하루 내내 피로감 없이 활기차게 생활할 수 있다. 주의력이 떨어지는 한낮에 운전을 하거나 지루한 회의에 참석하고 있어도 졸리지 않는다면, 당신은 수면이 부족하지 않은 소수에 속하므로 더 이상 읽을 필요가 없다. 이 책은 누구든지 필요한 사람에게 주면 된다.

바쁜 생활을 하는 기업가 중에는 자신은 잠을 잘 잔다고 생각하는 사람이 많다. 침대에 누웠을 때나 비행기 의자에 앉았을 때 언제 어디서든 쉽게 잠들 수 있어서다.

사실 이것은 심각한 수면 부족 증상이다. 푹 잔다고 해도 잠들기 전까지 보통은 15분에서 20분은 걸린다. 음식을 허겁지겁 먹는 사람이 자신은 미식가라고 자만한다면 어떨까? 아마 터무니없는 얘기라고 생각할 것이다. 그것은 그저 배고팠다는 증거일 뿐 몸에 좋은 식사를 했다고는 할 수가 없다. 마찬가지로 머리를 베개에 대자마자 잠들어 버린다는 것은 심각한 수면 부족이라는 방증이다.

현대인 대부분은 수면이 부족한 상태이다. 그런데도 수면 부족이 자신의 기력과 언행에 어느 만큼 영향을 미치는지는 거의 모르고 있다. 스스로는 충분한 수면을 취하고 있다고 생각하기 쉽다. 왜일까? 흥미 있거나 보람있는 일을 하면 졸음을 느끼지 않기 때문이다. 그렇지만 식사를 잔뜩 하거나 가볍게 술을 마시거나, 재미없는 강의나 지루한 회의에 참석하면 곧바로 졸음에 빠진다. 그러면 의욕을 못 느끼는 상황이기 때문에 당연하다고 생각하지 수면 부족이 원인이라고는 생각하지 않는다.

그렇지만 그 상황 자체가 졸음을 재촉하는 것은 아니다. 그러한 상황에서 다만 몸속에 있던 졸음이 겉으로 드러난 것뿐이다. 충분한 수면을 취한다고 해도 따뜻한 방이나 회의에서 지루해지는 일쯤은 있을 것이다. 하지만 쉽게 잠들어 버리는 일은 없다.

스스로는 괜찮다고 생각해도 자신도 모르는 사이에 몇 년씩 계속해서 수면 부족에 빠져 있을지도 모른다. 혹은 오랫동안 조금씩 기력을 잃어가고 있어도 그냥 그러려니 하고 믿어버리고 있을지 모른다. 다시 말해 대부분의 사람은 기력이 좋지 못한 상태로 매일 생활하고 있다. 기력만 있다면 활력있고 행복하게 무슨 일에나 적극적인 생활, 건강으로 넘치는 인생을 보낼 수 있는데도 말이다.

당신의 수면은행의 부채는 얼마인가?

인간은 누구나 수면은행에 계좌를 가지고 있다. 낮에 상쾌한 상태로 깨어 있기 위해서는 충분한 수면시간을 이 계좌에 채우고 수면 충동을 일정하게 유지해야 한다. 잠을 자면 그것이 누적되는 반면 일어나 있는 시간은 예금을 인출하는 것과 같다. 현대인의 수면 저축액은 평균 얼마일까? 사실 성인의 절반이 상당한 부채를 지고 있다.

일어나 있으면 있을수록 수면의 빚이 늘어난다. 자꾸자꾸 잠을 자서 예금해야 한다. 보통 잠을 8시간 잔다면 16시간 동안 일어나 있음으로써 생긴 빚을 갚은 게 된다. '수면 계좌를 마이너스로 만들고 싶지 않다면 매일 밤 수면을 예금해야 한다'는 것은 스탠퍼드대의 윌리엄 디멘트 박사가 한 말이다. 그렇지 않으면 빚이 쌓여 나중에는 늘상 졸려서 참을 수 없게 될 것이다.

애리조나주 페닉스의 어떤 여성의료기사는 2년에 걸쳐서 하루에 2~4시간밖에 자지 않았다. 낮에는 어린 딸을 키우고 밤에는 수면장애 센터에서 야간 근무를 하고 있었다. 본인 말로는 아내로서나 엄마로서도 실격이라고 생각했고 자신감도 없었다고 한다. 그러고는 늘 다음과 같은 증상을 느꼈다. 가슴 두근거림과 현기증, 운전에 대한 공포, 불안감. 또한 하루 20시간이나 깨어 있기 때문인지 기분의 기복이 심했다.

세간의 상식과는 반대로 수면의 부채는 시간이 지나면 없어지는 것이 아니라 갈수록 쌓여 간다. 매일 밤 한 시간씩 잠이 부족하면 일주일 동안 하룻밤을 철야한 것과 같다. 자신에게 필요한 수면시간을 조사하고 충분히 자고자 매일 같은 시간에 자고 일어나는 생활을 4주나 6주간 계속한 사람은 이렇게 말한다.

"깨어 있다는 것이 이런 느낌인 줄은 생각지도 못했어요!"

물론 사람에 따라서 차이는 있다. 그러나 많은 사람들이 졸음 때문에 멍해지는 자신을 알아차리지 못하는 이유는, 심신의 건강을 위해 필요한 잠이란 게 어떤 것인지 이해하지 못하기 때문이다. 잠의 가치를 모르기 때문이고 잠 부족이 행동에 직접적인 영향을 미친다는 것을 깨닫지 못했기 때문이다.

기력, 주의력, 판단력, 창조력을 위한 최적의 수면시간

인생을 건강하게 보내려면 몇 시간은 자야 하는 걸까?

현대인은 10시간은 자야 한다고 주장하는 연구자도 있다. 사실 공업화가 덜 된 나라에서는 대체로 그 정도 잔다. 그러나 바쁘게 살아가는 사람들에게는 그럴 여유가 없다. "8시간 자는 것도 어려운데 10시간이라니?"라며 고개를 젓는 사람도 있을 것이다. 잠을 충분히 자지 못한다면 심각하지는 않더라도 증상은 반드시 나타나도록 되어 있다. 미시간주 디트로이트시의 헨리 포드 병원 수면장애센터의 티모시 로즈와 토머스 로스는 8시간 수면으로 충분하다는 사람에게 2시간을 늘려서 자도록 실험해보았다. 그러자 전보다 훨씬 상쾌한 기분으로 활동하게 된다는 것을 알 수 있었다. 기력, 주의력, 정보를 효율적으로 처리하는 능력이 판단력이나 창조력과 함께 높아졌던 것이다.

8시간을 자고도 제대로 활동하는 사람도 많지만 그것은 가장 좋은 컨디션일 수는 없다. 그런데 8시간도 못 자는 일이 얼마나 많은가. 수면이 1시간만 부족해도 주의력이 산만해지고 실수가 많아지며, 병에 걸리거나 사고를 일으키기 쉽다는 것은 이미 분명하게 밝혀졌다.

브리티시컬럼비아대의 스탠리 코렌 심리학 교수에 의하면, 썸머타임이 도입되고 수면시간이 1시간 줄어든 후 4일 동안은 그 전후 주에 비해 사고사가 7퍼센트나 증가한다고 한다. 물론 썸머타임이 해제되고 1시간씩 수면이 늘어나자 반대 결과가 나타났다.

수면 부족은 죽음에 이르는 거식증과 비슷하다

현대는 24시간 사회이고 대부분의 사람이 만성적으로 수면 부족에 빠져 있으며, 수면은행의 계좌는 만성적으로 적자상태이다. 일은 일대로 쫓기고 가족에 대한 서비스는 물론이고 사회생활도 해야 하기 때문에 싫어도 장시간 깨어 있을 수밖에 없다. 요컨대 하루 24시간으로는 부족한 것이다. 그렇게 되면 뭔가를 줄여서 시간을 만들어야만 한다. 무슨 시간을 줄일까? 바로 수면시간이다. 현대사회는 그야말로 좀비가 걸어 다니는 시대라고 해도 과언이 아닐 정도이다.

인간은 수면 없이 버티는 데도 한계가 있다. 그런데 안타깝게도 그 한계를 초과하는 사람이 많다. 수면 부족은 거식증과 비슷하다. 매일 칼로리 섭취량을 줄여 나가고 몸에 필요한 칼로리보다 소비하는 칼로리가 많아진다면 체중은 줄어들 것이다. 이 상태가 지속된다면 몸은 쇠약해지게 마련이고 결국 종착지는 쇠약사뿐이다. 잠도 마찬가지이다. 자신도 모르는 사이에 치명적인 결과를 초래할지 모르는 일이다. 사람이 며칠간 잠을 안 자면 환각과 피해망상, 반사활동과 판단력

둔화, 불안증세 증상을 보이는 것이 그 증거이다.

도저히 제대로 잘 수 없을 만큼 바쁜 사람들뿐만 아니라 만성적인 수면장애로 고생하는 사람이 미국에는 4천만 명이나 있다. 그밖에 2천만에서 3천만 명의 사람이 수면에 관한 문제를 안고 있다. 앞으로 얘기할 수면 부족의 부류 중 어딘가에 당신이 속한다면 적극적이고 활력있는 생활, 건강한 생활은 기대하기가 어려울 것이다.

현재 미국은 물론 한국도 위기에 빠져 있다. 우리는 항상 자기 전에 할 일이 산더미처럼 많다고 생각한다. 수면장애연구 국가위원회 위원장 윌리엄 디멘트 박사는 다음과 같이 말한다. "미국의 수면 부채는 국가재정 채무보다 많고 중대하다."

당신이 지고 있는 부채는 과연 얼마일까?

수면 부족으로 인한 대참사

당신은 졸음 운전 차에 타고 싶은가? 아니면 마지못해 잠에서 깨어난 파일럿이 조종하는 보잉 747기에 타고 싶은가? 수면 부족은 본인만이 아니라 주변 사람들에게도 무서운 결과를 가져온다.

"졸려. 졸려서 참을 수가 없어."

1974년 9월의 어느 날 아침, 웨스턴 항공의 기장, 제임스 립스가 마지막으로 관제탑과 교신한 내용이다. 30분 후 비행기는 고도를 너무 내려가 추락했고 승무원과 승객을 모두 합쳐 678명이 사망했다.

5개월 된 유아가 차 뒷좌석에 10시간이나 방치되어 열중증으로 사망했다.

부친인 로버트 게이트(컴퓨터 프로그래머)는 아침 7시 반에 아들을 맡겼다고 생각하고는 차 속에 그대로 방치한 채 일하러 나갔다. 그 사실을 깨달은 것은 오후 5시 15분, 유아원에 아기를 데리러 갔던 아내가 아기가 없음을 전화로 알려왔을 때이다.

검시의의 설명에 따르면 아기는 좌석벨트에 묶인 채 목은 마르고 지독히도 더운 차 속에서 심한 열을 못 이겨 사망한 것이라고 했다. 사망 후에도 얼마동안 유아의 체온은 41도 이상이나 되었다고 한다. 회사 동료는 게이트에 대해 이렇게 말한다. "일 밖에 모르는 사람이라서 항상 늦게까지 남아서 잔업을 했어요. 사고가 있던 주에는 일을 너무 많이 해서 주의력이 산만했었죠. 과로한 탓일 겁니다."

아무도 모르는 사이에 졸음에 빠져 버린다. 아무리 의욕과 책임감이 있고 졸면 위험하다는 사실을 알아도 오랫동안 쌓인 수면 부족의 영향으로부터 도망칠 수가 없다. 일순간 긴장의 끈을 놓으면 금방 잠들어 버리기 때문이다.

페더럴 익스프레스사의 프레드 스미스 사장은 이렇게 말했다.

"얼마만큼 피곤에 지쳐 있는지 스스로는 몰라요. 사실 저는 해병대에 있을 때 나도 모르게 잠들어버린 적이 있어요. 보행훈련 중이었죠. 아마 1.6킬로는 걸었지 않았나 싶습니다. 참호에 떨어져서야 비로소 잠에서 깨어났어요."

자가용 비행기를 가진 제임스 리치는 켄터키주 스프링필드에서 테네시주 크로스빌을 향한 1시간 비행에서 이륙하자마자 자동조종으로 돌려놓은 후 잠들어 버렸다. 눈을 뜬 것은 6시간 후, 비행기는 멕시코만 상공을 날고 있었고 연료 탱크는 바닥나 있었다. 공교롭게도 구명조끼는 탑재되어 있지 않았고 리치는 수영도 못했다. 불행 중 다행히도 연안경비대의 구조를 받았지만 비행기는 바다 속에 잠기고 말았다.

1989년, 엑슨사의 초대형 탱커 발데즈호가 알래스카의 프린스 윌리엄만에서 좌초해 258,000배럴의 원유가 유출되었다. 광범위에 걸쳐 환경오염이 발생했고 많은 야생동물이 죽었으며, 그것들을 정화하는 데는 20억 달러나 들었다. 당직이었던 항해사는 잠이 들어서 그만 직무에 소홀하고 말았다고 설명했다. "잠이 너무도 부족해서 선 채로 잠들어 버렸습니다. 배를 항로로 돌리라는 간단한 신호에도 재빠르게 대응할 수 없었죠."

누적된 수면 부채를 갚지 않으면 언젠가는 파산할지도 모른다. 엉뚱한 행동을 하거나 졸음이 심해지거나 자신도 모르게 잠들어 버리게 된다. 그런 예는 셀 수 없이 많다.

90세의 남자가 62년간 함께 살아온 86세의 아내를 목졸라 죽인 혐의로 체포되었다. 아내의 기침소리가 너무 시끄러워 밤새 잠잘 수 없었기 때문이라고 한다. "저는 도저히 어떻게 할 수가 없었어요. 최근 3주간은 마치 지옥과 같았습니다. 꼬박 3일을 한 숨도 못잤으니까요." 주치의와 경찰관에게 남자는 그렇게 털어놓았다.

심야근무를 하던 컴퓨터 오퍼레이터가 앉은 채로 자다가 같은 프로그램을 8시간이나 작동시켜 회사에 10만 달러 이상의 손해를 입혔다.
대형 석유정련소의 폐기물처리 기사가 밤중에 졸다가 수천 갤런의 화학약품을 가까운 강에 방출해 버렸다.

20명을 태운 소형 트럭이 캘리포니아주 버스트 부근에서 고속도로를 벗어나 도랑에 박혔다. 사망 12명에 부상 8명의 사고를 내고 사상 최악의 자동차 사고 중 하나가 되었다. 원인은 졸음 운전.

1984년 4월 13일 오전 3시 50분, 배링턴과 노잔 사의 화물열차 2대가 콜로라도주에서 정면충돌했다. 5명의 승무원이 사망하고 기관차 7대, 화물차량 26대가 파손되고, 손해는 총액 30억 달러가 되었다. 국가운수안전위원회는 기관사와 무선사가 졸음운전을 한 것이 원인이라고 단정지었다.

'이륙 전에 날개 펴는 것을 잊어서 공중에서 엔진이 정지되었다', '차바퀴를 꺼내지 않고 착륙하려고 했다', '엉뚱한 공항에 착륙했다' 하는 이러한 일들은 피로가 어느 정도에 달했는지를 잘 말해준다. 그러나 여기에 제시한 사례는 극히 일부분이다. 120미터나 되는 두터운 구름 속으로 날아올랐던 제트기가 갑자기 엄청난 속도로 하강을 시작했다. 승무원이 졸음에서 깨어났을 때는 활주로가 20킬로미터 남아 있었다. 어떤 항공의 승무원은 5000미터 상공에서 졸다가 비행기가 중서부의 극심한 태풍에 말려들어 실족한 사건도 있었다.

전 유나이티드 항공의 부조종사는 대륙의 끝과 끝을 잇는 야간 비행을 하던 중, 덴버 부근에서 갑자기 눈뜨고 있기가 힘들 만큼 졸음이 쏟아졌다. 그때 한 스튜어디스가 들어와서 기장과 기관사에게 말을 걸었다. 어쨌거나 승무원을 잠들지 않게 하려는 것이었지만, 부조종사가 몇 분 후에 눈을 떠보니 기장, 기관사, 그 스튜어디스까지 졸고 있었다.

또 수면장애 피해자를 보면 졸음의 대가가 얼마나 큰지 알 수 있다.

"수면무호흡증 때문에 제 인생은 엉망이 되었습니다. 지금은 신체장애자라 좋은 직장도 잃었습니다. 일하고 싶어도 할 수가 없어요. 언제 어디서건 잠이 들어버리기 때문이죠…… TV도 계속 볼 수가 없고, 책도 읽을 수가 없어요. 영화나 연극 같은 것은 생각지도 못합니다. 차 운전도 불가능해요. 친구들과는 거의 만나는 일도 없어져 버렸습니다. 식사를 하거나 대화를 하다가도 잠들어 버리는 인간과 누가 사귀고 싶어하겠습니까?"

이만큼 심각하지 않고 가벼운 수면 부족이라 해도 언제 심해질지 모른다. 어쨌든 수면 부족은 행동능력을 파괴한다는 건 분명하다.

수면 부족으로 인한 신체의 불협화음

다음은 수면이 부족할 때 발견되는 증상들이다.

• 한낮의 졸음

오후 중반쯤 되면 일시적으로 기력이 없어진다. 의욕이 없어지고 멍해진다. 특히 배부른 식사나 가벼운 알코올을 섭취한 후 따뜻한 방에 엎드려 있거나 지루한 강의나 회의에 참석했을 때 많이 일어난다. 앞에서도 말했듯이 그러한 상황이 졸음을 만들어내는 것은 아니다. 그것은 이미 몸에 축적된 수면을 유발해낸 것에 지나지 않는다.

• 일시 수면

순간적으로 단 몇 초 조는데, 이 순간 부주의해져서 실수를 저지르거나 때로는 치명적인 사고로 이어지는 경우도 있다.

- **수면발작**

잠이 몹시 부족한 사람이 자신도 모르게 갑자기 잠들어버린다.

- **기분이 쉽게 변한다. 우울해지거나 신경이 곤두선다. 유머가 없어진다**

수면이 부족하면 가장 먼저 기분에 영향을 미친다. 약간의 수면 부족이라도 화를 억누르기가 어려워진다. 친구를 잃고 배우자를 화나게 하며, 상담 상대의 기분을 해치고 적을 만들고 마는 경우도 있다.

- **스트레스, 불안 그리고 대처능력의 결여**

간단한 문제조차 풀 수 없다는 불안에 휩싸이고 신경이 곤두선다. 미래가 불안하고 사소한 압박감에도 의욕을 잃어버린다.

- **사람 사귀는 일에도 흥미가 없다**

피곤하다는 구실로 모임에 참가하거나 사람 사귀기를 피한다. 외부 세계로부터 격리되기를 바란다.

- **체중 증가**

잠이 부족해서 늘상 달디 단 음료나 음식을 먹는 것이 습관이 되었다. 음식 섭취로 불안감을 달래려는 경우도 있다.

- **오한**

일일리듬이 하강하는 주기 이후 밤늦게까지 깨어 있으려고 할 때 일어나는 일이 많으며 체온이 급격히 내려가는 것이 원인이다.

- **질병과 바이러스 감염에 대한 면역력 저하**

수면 부족이 심해지면 체내에 자연적으로 생성되는 면역세포가 활동을 정지한다.

- **기면감(嗜眠感)**

현재의 일을 계속하거나 새로운 일에 도전할 의욕이 안 생긴다.

• 생산성 저하

판단력과 반응이 둔하다. 다음 증상도 나타난다.

· 집중력 결여

· 기억력 저하(특히 단기기억).

· 복잡한 작업 능력의 저하.

· 논리적 사고능력의 저하

· 새로운 정보를 받아들이거나 분석하는 능력의 저하

· 어휘력과 대화 능력의 저하

· 창조력의 저하

· 운전기술 및 조종능력의 저하

· 이해력의 저하

이러한 증상을 가진 사람을 누가 고용하고 싶겠는가? 당신이 신입사원을 면접하게 된다면 반드시 밤에는 몇 시간 정도 자는지 물어볼 것을 권한다. 6시간도 안 잔다고 대답한다면 다시 생각하는 것이 좋다. 당신이 고용하려는 사람이 앞에서 말한 증상을 가지고 있음은 깊이 생각해볼 일이기 때문이다. 아니 6시간이나 8시간은 자고 있다고 해도 안심해선 안 된다. 그 사람이라도 절대 리스트에 해당되지 않는다고는 할 수 없다. 다음 장에서 알 수 있듯이 기력이 충만한 상태에서 낮 시간을 보내는 데 필요한 수면시간은 사람마다 다르다.

활력이 낮은 상태에 길들여져서 자신의 능력이 떨어지고 있음을 깨닫지 못하는 일도 많다. 늘상 졸음에서 벗어나지 못하는 상태여서 상쾌한 기분이 어떤 것인지 모르는 사람이 많기 때문이다. 우리는 심하게 피로하거나 컨디션이 나쁠 때에만 자야 한다는 것을 떠올린다.

앞에서 말한 증상 중 한 가지라도 해당되는 것이 있지 않은가? 업무 중이나 운전하면서 조는 사람은 극소수일지 모른다. 그러나 당신은 자신이 가진 능력을 다 발휘하지 못하는 아마 몇 백만 명의 사람들 중 한 사람일 것이다. 문제는 그것이 어느 정도인가 하는 것이다.

잠에 금방 떨어져도 수면 부족의 신호

수면은행의 예금잔고가 적자인지 아닌지를 확인할 한 가지 방법은 스탠퍼드대의 윌리엄 디멘트 박사가 고안해 낸 다수면잠복기검사(MSLT)를 받아 보면 알 수 있다. 이 검사의 과학적인 전제에는 다음과 같은 사항이 있다. 낮에 잠들기를 강요받았을 때 잠에 떨어지는 속도가 빠르면 빠를수록 수면 부족이 심하다. 사람은 특별히 피로하지 않아도 언제든 잘 수 있다고 생각할지 모른다. 그러나 단순히 자려는 생각만 가지고는 잘 수 없다.

그렇다면 이 검사는 어떤 단계를 거치는가?

당신은 폴리그래프의 기계에 케이블로 연결된다. 뇌파와 근긴장, 호흡, 안구운동을 기록해서 깨어 있는지 자고 있는지를 판정하는 것이기 때문에 가능한 한 빨리 잠자리에 든다. 잠이 들면 곧바로 일어난다. 이것은 2시간씩 계속해서 오후 6시나 8시까지 반복한다.

20분 이내에 잠드는 일이 한 번도 없다면 당신은 건강하다고 해도 좋다. 사춘기 전의 8, 9세 어린이는 보통 적절한 수면을 취하기 때문에 검사 도중에 잠들어 버리는 일은 드물다. 하지만 고교생이나 대학생은 나르콜렙시(Narcolepsy, 수면발작)나 수면 무호흡증과 같은 심각한 수면장애인처럼 3분에서 5분 안에 잠들어 버린다.

바쁜 직장인이나 고령자를 포함해서 대부분의 사람이 가벼운 수면 부족으로 인해 20분간의 테스트 중 5분에서 15분만에 자는 일이 최소한 번은 있다. 이러한 경향이 특히 강한 것은 오후 2시에서 4시 사이다. 시각의존성의 일일리듬에 함정이 있어 수면이 충분한 사람이라도 기력이 떨어지기 쉽기 때문이다. 밤에 충분히 자지 못하면 주간의 기력은 더욱 떨어져서 항상 졸음이 느껴지고 쉽게 잠에 빠져든다.

다수면잠복기검사에서는 지난주 밤에 수면이 약 30분 부족했어도 분명하게 수면 부족임을 알 수 있다. 낮 동안의 기상도가 정확하게 조사되기 때문에 본인에게 자는지 안 자는지를 묻기보다도 훨씬 제대로 알 수 있다. 실제로는 수면 부족이지만 뭔가 흥미 있는 일을 하기 때문에 깨어있더라도 정확한 데이터를 얻을 수 있다. 사람이 활동을 하면 졸음은 대체로 숨겨지지만 자고 싶다는 충동은 여전히 남아 있다. 활동을 멈추고 잠오는 일을 한다면, 예컨대 다수면잠복기검사를 받는다거나 차로 고속도로를 달리는 일을 한다면 순식간에 졸음이 엄습해서 예고도 없이 수면 충동이 나타나게 된다.

한낮에 졸음 운전을 한 청년은 이렇게 말한다. "정신을 차렸더니 중앙분리대를 넘어서 반대차선으로 가고 있었어요. 여자가 죽고 어린 남자아이는 아직 혼수상태라는군요. 뇌에 손상을 입은 것 같다고 합니다. 저는 수면 장애는 아니에요. 그런데도 저에게 그런 일이 일어났습니다. 누구에게든 당연히 일어날 수 있는 일이란 거죠."

디트로이트 헨리 포드 병원의 토머스 로스 박사가 낮에는 항상 깨어 있다고 믿는 젊은이들에게 다수면잠복기검사를 했더니 34퍼센트가 지독한 수면 부족이었다. 자각은 없었지만 이 젊은이들도 실은 수면장애의 예비군이었던 것이다.

일부러 수면 연구실에 가서 다수면잠복기검사를 받지 않아도 수면 부족 여부는 알 수 있다. 1장의 자가진단검사 B를 생각해 보자. 다음 증상이 3가지 이상이면 좀 더 긴 수면이 필요하다.

- 알람시계가 없으면 정해진 시간에 못 일어난다.
- 아침에 침대에서 일어나는 것이 굼뜬 편이다.
- 평일 아침, 조금이라도 더 자려고 몇 번씩 알람을 꺼버린다.
- 평일에는 항상 피로감과 초조감, 스트레스 등을 느낀다.
- 집중력이 없고 건망증이 심하다.
- 결단력, 판단력, 창조력 등이 없다.
- TV를 보면서 잠들어 버리는 일이 종종 있다.
- 지루한 회의나 강의 때, 혹은 따뜻한 방에 있을 때 잠들어 버리는 일이 종종 있다.
- 배부르거나 가볍게 술을 마시면 잠들어 버리는 일이 종종 있다.
- 저녁식사 후 엎드려 있으면 그대로 잠들어 버린다.
- 침대에 누우면 5분 이내에 잠잔다.
- 차를 운전할 때 조는 일이 종종 있다.
- 주말 아침에는 평소보다 몇 시간이나 늦게까지 잔다.
- 낮잠을 자야만 한다.

· 눈가에 검은 그늘이 있다.

이 자가진단검사에서 제시한 수면 부족 증상이 자신의 행동패턴에 적용된다면 반드시 변화를 주어야 한다. 자신이 얼마만큼 수면이 부족했는지 그동안 모르고 살았을 것이 틀림없다.

지금부터 1시간씩 빨리 잔다면

약간의 수면 부족 정도로는 특별한 해는 없다. 다음 날의 기력과 순응성, 독창성 등이 약간 떨어지는 정도일 것이다. 조금만 신경을 쓴다면 평소와 같이 지낼 수 있다. 하지만 또다시 수면이 부족한 하루를 보낸다면 지극히 일상적인 일조차도 잘 해낼 수가 없게 된다.

사람은 대부분 현재보다 적어도 1시간씩 수면시간을 늘릴 필요가 있다. 약간의 수면 부족이라도 그것이 계속된다면 겉으로는 못 느껴도 언젠가는 기력과 행동, 건강에 경종을 울리게 된다. 학습과 일, 가족, 인간관계에도 지장을 초래할 것이고, 전에 없던 수면 발작은 해로움도 클 뿐 아니라 때로는 생명을 위태롭게 할 수도 있다.

규칙적으로 생활하면서 숙면해야만 깨어 있는 시간에도 왕성한 활동이 가능하다. 밤 잠을 못자거나 자주 깨서 충분한 수면을 취하지 못한다면 지금 즉시 습관을 바꾸어야 한다.

column

하품의 모든 것

하품은 크게 숨을 들이마시고 짧게 토해내는, 짧고 느릿한 무의식적인 입 동작이다. 영어의 'yawn'은 '크게 입을 벌린다'는 의미의 고대 영어에서 온 말이다.

1. 하품에 관해서
- 문화, 민족, 인종에 관계없이 인간은 모두 하품을 한다.
- 하품은 3개월 된 태아에게도 볼 수 있다.
- 악어, 물고기, 새, 뱀(몇 종류)도 하품을 한다.
- 하품의 길이는 평균 6초 정도.
- 아주 짧은 사이에 계속해서 하품이 나오며 끊이지 않는 경우가 있다.
- 하품은 기분 좋은 호흡동작이다. 실제로 1(기분 나쁜)에서 10(기분 좋은)까지 10단계로 점을 긋는다면 평균 8.5에 해당한다.

2. 피곤하다? 지루하다? 아니면 병?
- 이산화탄소의 과다와 산소 부족이 하품을 일으키는 원인이라는 것은 전혀 헛소문이다.
- 무작정 하품이 나온다면 슬슬 잘 시간이라는 신호이다. 푹 잤는데도 하품을 하는 것은 몹시 지루하기 때문이다.

- 기지개를 켜면 하품이 나오는 경우도 있지만 기지개를 켰다고 해서 무조건 하품을 하는 것은 아니다.
- 하품을 몸 어딘가가 나쁘다는 징조로 보는 경우도 있다. 아무 이유 없이 하품하는 것은 뇌 손상과 종양, 출혈, 멀미, 아편제의 금단 증상, 뇌염, 무답병 등에 나타나는 증상 중 하나이다. 그렇지만 정신질환자는 하품을 별로 하지 않는다.

3. 주의! 하품은 전염되기 쉽다……

- 하품하는 사람을 보면 자신도 하품을 하고 싶어진다.
- 예부터 하품은 자고 싶다는 것을 다른 사람에게 알리기 위한 방법이라고 생각해 왔다.
- 하품을 자아내는 것은 크게 벌린 입만이 아니라 하품하는 얼굴 전체라는 것을 연구를 통해 알게 되었다. 따라서 하품을 할 때 입 주변을 가려도 전염은 막을 수 없다.
- 요컨대 하품은 신체의 정상적이고 건강한 호흡활동이다. 따라서 하품은 참지 않는 게 좋다. 억지로 참는 하품은 완전한 하품만큼 기분 좋은 일은 아니다.
- 하품에 관한 글만 읽어도 하품이 나온다고 한다. 지금 이 글을 읽고 있는 당신, 저런, 하품을 그렇게 심하게 하다니!

Power Sleep 제4장

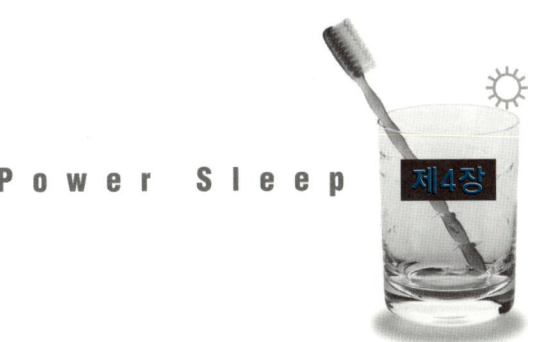

상쾌한 아침을 보장하는 4가지 습관

이 습관으로 상쾌한 하루를 보낼 수 있다

쾌면으로 인해 더 이상 밤이 두렵지 않다!

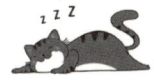

만족스러운 수면을 위한 습관

1. 매일 밤 적당한 수면을 취한다

앞으로 몇 시간을 자야 활기찬 하루를 보낼 수 있는가를 조사한 뒤 매일 밤 반드시 그만큼의 잠을 자자. 그대로 실행에 옮기면 기분과 판단력, 창의력 등에 극적인 변화가 일어나고, 기억력과 이해력, 반응시간, 운동의 동조성(차 운전, 골프 운동 시 꼭 필요)도 좋아진다. 상쾌하게 깨어 있는 상태가 어떤 기분인지 실감하게 될 것이고 향상된 행동력에 스스로도 놀랄 것이다. 게다가 그것을 알게 되기까지 겨우 몇 주일밖에 걸리지 않는다는 점에 더욱 놀라게 될 것이다.

성인의 수면시간은 평균 7시간에서 8시간이다. 일부는 6시간이라도 자면 다행인 사람도 있다. 100명 중 한두 사람은 5시간밖에 자지 않는다. 그러나 9~10시간은 자야만 하부를 왕성하게 활동할 수 있는 사람도 상당히 많다.

몇 시간을 자야 적절한가는 주로 유전에 따라 정해진다. 양친 모두 수면 시간이 짧고 낮잠도 자지 않는다면 당신은 평균보다 수면시간이 짧아도 되며 상당히 행운아인 셈이다. 극소수이기는 하지만 단면자(短眠子)라고 불리는 이들은 3시간이나 4시간만 자도 끄떡없는 사람도 있다. 그들은 시간이 많기 때문에 두 가지의 일을 해내는 사람도 많고, 다른 사람들이 '침대에서 많은 시간을 낭비하고 있다는 것'에 대해서 안타깝게 생각한다.

그러나 현실적으로는 앞장에서 설명했듯이 10시간씩 자려는 사람은 극히 드물다. 하지만 대부분은 수면시간을 현재보다 60분에서 90분은 늘릴 필요가 있다. 이것은 감으로 계산한 것이기는 하지만 증거 없는 얘기만은 아니다.

실험을 통해 원하는 만큼 자도 좋을 경우에는 대부분 평소보다 1시간 이상은 오래 자는 것을 알 수 있었다. 토머스 로스 박사의 연구에 따르면 수면시간이 1시간 늘어나면 25퍼센트나 주의력이 증가한다고 한다. 수면시간이 늘면 얻어지는 효과는 그밖에도 많다.

| 자신에게 가장 적당한 수면량은 어느 정도인가

그렇다면 각자 가장 적절한 수면량을 찾으려면 어떻게 해야 할까? 감에 맡기는 것은 지금까지다. 지금부터는 당신에게 적합한 수면량을 정확하게 조사할 것이다.

1. 먼저 쉽게 잠들 수 있는 시간을 취침 시간으로 정한다. 가능하면 기상시간에서 8시간 전이 좋다. 일주일간은 그 시간을 취침시간으로 지키고 일어난 시간을 기록한다. 그때까지는 수면시간이 짧았기 때문에 이틀 정도는 잠이 빨리 깰지도 모르지만 잠이 부족했었다면 오래 자게 될 것이다. 알람 시계가 없으면 못 일어나거나 아침에 일어나기가 힘들거나 혹은 낮에 왠지 피곤했다면 잠이 충분치 못하다는 증거이다.
2. 충분히 자지 못해도 일어나는 시간을 바꿔서는 안 된다. 그 대신에 다음 일주일간은 30분 일찍 잠자리에 든다. 알람시계의 힘을 빌리지 않고 일어나며 하루를 건강하게 보낼 수 있게 될 때까지 매주 15분에서 30분씩 빨리 잔다.
3. 적당한 시간에 잘 수 있게 된다면 수면시간을 15분 짧게 줄이되 다음 날 졸음이 안 느껴지는지 확인해 봐도 좋다. 그래서 마침내 자신에게 적합한 수면시간을 발견해내는 것이다.

자신에게 필요한 수면시간과 수면 습관은 일생 동안 몇 번씩 바뀐다. 10장을 보면 알 수 있듯이 특히 젖먹이 아기, 사춘기 청소년, 고령자, 임산부는 수면 패턴이 바뀌기 쉽기 때문에 특별한 주의가 필요하다. 이들은 자는 시간이 늘어나도 전혀 해가 없다.

2. 정해진 시간에 잠드는 습관을 익힌다

매일 밤 일정한 시간에 잠자리에 들어서 매일 아침 일정한 시간에 알람시계의 도움 없이 일어난다. 주말에도 바꿔서는 안 된다. 일주일 7일간, 1년 365일, 거의 같은 수면시간으로 정해둔다. 체내의 수면·각성시계를 안정시키기 위해서는 규칙적인 것이 가장 중요하다. 이 생활을 계속해 나간다면 6주간도 채 안 되어 침대에서 보내는 시간이 생체 시계의 잠드는 시간대와 일치할 것이고, 반대로 침대에서 나와 지내는 시간이 기력이 왕성한 시간과 일치하게 될 것이다.

정해진 시간에 일어난다면 불규칙적하게 생활했던 무렵에 비해 자는 시간은 같아도 훨씬 건강하게 생활할 수 있다. 그렇게 해서 규칙적인 생활을 2, 3주간 지속한다면 하루를 상쾌한 기분으로 지낼 수 있고, 깨어 있는 데 필요한 시간은 줄어들 것이다.

영국의 수면 연구자와 하버드대의 의대 연구팀은 '수면·각성 리듬은 몇 시간이라도 제 자리에서 벗어나면 기분이 쉽게 달라진다. 특히 교대 근무자는 생활 리듬이 생체 시계에서 빗나가 있기 때문에 불안을 느끼거나 감정 기복이 심해진다'는 사실을 발견했다.

| 일요일 밤이면 눈이 초롱초롱해지는 당신에게

평소의 수면 부족을 주말에 채우려는 사람이 많다. 그러나 일요일 아침에 늦게까지 잔다면 잘 시간이 되어도 별로 피곤하지 않기 때문에 밤이 깊어도 잘 수가 없게 된다. 겨우 잠들었어도 단 몇 시간만에 알람 소리에 억지로 일어나기 때문에 월요일 아침은 나른한 느낌으로 출근하게 된다. 활기를 되찾고 왕성하게 생활하지 않으면 안 되는 시간에 몸은 아직 자고 있는 것이다. 그것은 스스로를 시차에 적응하지 못하도록 만드는 것과 같다. 그것도 여행갈 때의 설렘은 전혀 없는

데도 말이다(시차병에 대해서는 9장에서 상세하게 설명하고 있다).

| 일찍 자고 일찍 일어나는 데 필요한 조건

벤저민 프랭클린은 "아침 일찍 일어나고 일찍 잔다면 몸이 튼튼해지고 머리가 좋아질 뿐 아니라 부자가 될 수 있다"는 말을 남겼다. 이는 '항상 같은 시간에 자서 같은 시간에 일어난다면……'으로 바꿔 넣는 것이 더 정확하다. 필요한 만큼 잘 수만 있다면 몇 시에 자서 몇 시에 일어나는가는 중요하지 않다. 단 대부분의 사람은 주간에 일을 한다. 때문에 날이 밝기 전에 출근하는 일은 도저히 수용할 수 없을 것이다. 당신이 잠을 잘 자서 건강하다고 해도 말이다.

일부에서는 12시가 되기 전에 자는 것이 가장 좋다는 의견이 있다. 12시 전 1시간의 수면은 12시 이후 2시간에 해당한다는 것이다. 그러나 거듭 말하지만 반드시 그렇다고 단정할 수는 없다. 사실 잠든 후 몇 시간은 가장 깊은 수면(델타 수면)과 성장호르몬 분비에 따라 회복력이 가장 왕성해진다. 하지만 깊은 수면이 몇 시에 시작되는가는 크게 중요치 않다. 몇 시간을 잤는지, 정해진 시간에 일어났는지가 더 중요하다.

또 한 가지 중요한 점이 있다. 우리는 일어나자마자 바로 기력이 왕성해지는 것은 아니다. 조금씩 활기가 살아나서 오전과 오후 늦은 시간에 가장 의욕이 솟아난다. 매일 아침 일찍 활기가 있어야만 한다면 충분한 수면을 취한 다음 조금 일찍 일어날 수 있으면 된다.

이른 아침의 뉴스 앵커나 토크쇼 진행자가 8시에 시작되는 프로그램을 활기차게 맞이하고 싶다면 오후 9시에 자서 아침 5시에 일어나는 것이 좋다.

그렇다면 주말에도 같은 시간에 자고 일어나는 쪽이 좋을까? 물론 그렇게 해야 한다. 금요일과 토요일 밤에 약속 때문에 늦게까지 깨어 있거나, 토요일과 일요일 아침에 늦게까지 잔다면 원치 않더라도 일요일 밤에는 잠이 잘 오지 않는다. 매일 규칙적으로 생활하는 것은 어렵지만 원하는 인생을 위해서는 아무래도 필요한 일인 것이다.

3. 수면시간을 제한하면 수면은 깊어진다

잠으로 활기를 되찾기 위해서는 나에게 적절한 수면시간을 알아야 한다. 자주 깨거나 일찍 깨버린다면 충분한 체력 회복을 기대할 수 없고 낮에는 졸음에 시달리게 된다. 6시간 동안 만족스럽게 자는 쪽이 자는 둥 마는 둥 8시간씩 자는 것보다 훨씬 더 빨리 기력을 회복할 수 있다. 그러나 도중에 일어나야만 할 때도 있다. 특히 신생아 부모나 전립선 질환을 앓는 남성은 숙면을 취하지 못해 주간 생활의 리듬이 흐트러지게 된다.

수면시간을 제한하면 깊은 잠을 잘 수 있다. 따라서 너무 오래 자지 않는 게 좋다. 고령자는 의학상으로 쉽게 잠들지 못하거나 또 자더라도 수면을 지속할 수 없는 사람도 적지 않다. 그런 사람은 얕은 잠을 자기 때문에 밤중에도 몇 번씩 깬다. 그래서 잠이 부족하게 되고 잠이 부족하기 때문에 낮잠을 자며, 밤에는 또다시 잠을 못 자게 된다. 이러한 악순환 때문에 정상적인 수면과 각성(깨어있는 것) 리듬이 흐트러지게 되고 그 결과는 불면증으로 이어지고 마는 것이다.

규칙적으로 잠자리에 들고 긴 낮잠을 자지 않는다면 연령에 관계없이 밤에는 깊게 자고 오랜 시간 푹 잘 수 있게 될 것이다.

4. 수면 부족이라는 빚은 시간에 관계없이 상환된다

24시간 내내 허둥지둥 생활하다 보면 수면은행의 계좌가 종종 적자 상태가 된다. 업무나 장거리 여행, 가족 서비스, 만남 등으로 인해 오랜 시간 깨어 있게 되고 그만큼 수면 시간은 짧아진다. 때로는 밤늦게까지 깨어 있어도 그다지 활기가 없어 보이지 않는다. 그러나 잊어서는 안 된다. 하루 1시간의 수면 부족이 7일간 지속된다면 일주일에 한 번은 24시간 철야하는 것과 같다는 사실을 말이다. 수면 부족이라는 빚은 시간에 관계없이 갚아야 한다. 그러므로 수면 부족은 가능한 한 빨리 회복시켜야 하는 것이다.

학생들은 공부 시간을 확보하기 위해 어쩔 수 없이 날새기를 하기도 한다. 그러나 2장과 3장에서 말했듯이 수면이 부족하면 기억한 정보를 오랫동안 기억할 수가 없다. 그리고 수면 부족은 면역력 저하로도 연결된다. 교실 여기 저기에서 기침소리가 들려온다면 시험이 가까워졌다는 증거이다. 시험 때나 능력을 발휘하고 싶을 때는 우선은 푹 자야 한다.

수면 전문가 윌리엄 디멘트 박사에 따르면, 아무리 학습 시간을 벌고 싶어도 최소한 4시간은 자야 한다고 말한다. 이상적인 수면시간에는 도저히 미치지는 못하지만 말이다.

지금까지 봐왔듯이 수면 부족은 그대로 두면 없어지는 것이 아니라 오히려 점차 쌓여만 간다. 하룻밤에 몇 시간 정도 잠이 부족했다면 다음 날부터 원래의 수면시간으로 되돌아가도 며칠간은 졸음을 느낄 것이다. 기분 좋은 생활로 되돌리고 싶다면 부족한 수면을 되찾아야 한다. 단, 1시간의 부족은 1시간의 수면으로 상쇄되지 않는다. 거기에 대해서는 이미 설명한 바와 같다. 기억하지 못한다면 당신은 현재 상당한 수면 부족이다. 그런 분들은 다음에 제시하는 요점을 천천히 읽어보기 바란다.

- 부족한 수면은 아무리 원한다고 해도 단숨에 회복되지 않는다. 이틀 밤을 철야해도 3일째 밤에 14시간에서 16시간씩 잘 수는 없다. 며칠 동안은 서파 수면이 많아지겠지만 수면시간은 2시간이나 4시간 불어나는 정도이다. 이것은 '수면과 각성' 사이클이 필요한 수면시간만이 아니라 오랫동안 만들어낸 체내의 시각 메커니즘(시각 의존성 각성작용), 즉 정해진 시간에 일어나도록 프로그래밍 된 생체시계에 따라 정해지기 때문이다.
- 수면시간을 늘리고 싶다면 평소보다 일찍 자야 한다. 그렇지 않으면 일어나는 시간대가 달라져서 다음 날 밤에 평소의 시간대에 잘 수 없게 될 것이다.
- 평일에 잠이 너무 부족했다고 해서 주말에 실컷 자면 된다는 생각은 버리자. 이는 평소에는 운동도 하지 않고 폭식만 하던 사람이 주말에만 트레이닝을 하거나 다이어트를 한 대도 효과는 전혀 없는 것과 같다.
- 낮잠으로 수면 부족을 메우려는 경우도 있다. 그러나 낮잠 시간이

너무 길거나 낮잠이 습관이 안 되어 있으면 수면·각성 사이클이 흐트러져서 오히려 밤 잠을 설치는 원인이 될 수 있다.

중요한 것은 가능한 한 빨리 규칙적인 수면 사이클을 되찾아야 한다. 오랫동안 지속된 수면 부족을 회복하기 위해서는 4주간에서 6주간은 걸릴 것이다. 하지만 그 결과 심신이 모두 건강하고 활기차며 인생을 즐겁게 보낼 수 있게 될 것을 상상하면 노력할 만한 가치는 충분하다. 부족한 수면을 되찾고 졸음과도 안녕하는 것은 정말 기분 좋은 일이다. 하루를 개운한 기분으로 지내고 싶다면 무조건 질 좋은 수면을 취해야 한다.

이상적인 숙면을 위한 기본적인 법칙과 기분 좋게 생활하기 위한 수면 방법을 익히기로 하자. 별로 피곤하지 않다면 다음 장으로 넘어가자. 피곤한 사람은 불을 끄고 그만 잠자리에 들기 바란다.

column

아침형 인간과 올빼미형 인간

'일찍 일어나는 새가 벌레를 잡는다'.

이것은 예전부터 자주 사용되었던 격언이다. 지금까지는 아침에 일찍 일어나 활동하는 이른바 아침형이 우수한 사람이라고 생각해 왔었다. 적어도 밤에 활동하는 올빼미형보다는 몸도 건강하고 머리가 좋으며 성공한다고 생각해 왔다. 하지만 피로를 회복하기 위한 시간이라면 언제 잠자리에 들어도 문제가 없다는 것은 익히 살펴봤던 사실이다.

아침형 인간은 새벽에 일어나서 모든 일을 낮 시간대에 가급적 마무리짓고, 저녁에 데이트할 무렵에는 기운이 거의 남아 있지 않는 게 보통이다. 반면에 올빼미형은 오전 중에는 시동이 안 걸린 상태이지만 한밤중을 넘어서도 여전히 활기가 남아 있다.

1. 올빼미형과 아침형은 행복한 결혼생활을 할 수 없다?

여성은 남성보다 아침형이 많고, 남성은 여성보다 올빼미형이 많다. 그렇다면 아침형인 당신이 올빼미형인 상대와 결혼해서 평생을 함께 살아간다고 해보자. 당신은 배우자가 게을러서 "하루 종일 빈둥빈둥거린다"고 불평할 것이고, 반대로 배우자는 당신이 "파티를 즐길

줄 모르는 사람이다"라고 책망할 것이다. 하지만 함께 만족스러운 시간을 보낸다면 그것은 운이 좋은 편이다.

두 사람은 밤사이 비껴가는 두 척의 배와 같다. 아침형이 올빼미형과 결혼할 경우 수면·각성 사이클이 같은 부부보다 대화가 적고 섹스는 물론 뭔가를 함께 할 기회가 그만큼 적다는 조사 결과가 있다.

그렇다면 어떻게 하면 좋을까? 주간 체온이 가장 높아지는 시간은 아침형 인간보다 올빼미형 인간이 늦게 찾아온다. 그중에는 오랜 세월 동안 이어져 온 습관 때문에 아침형(또는 올빼미형)이 되는 경우도 있으나 보통 수면·각성 사이클의 차이는 천부적이다.

의학박사인 마크 맥도널드는 이렇게 말한다.

"수면의 특징은 유전으로 정해져 있어 신장이나 눈 색깔과 마찬가지로 스스로는 조정할 수 없다. 그러나 그 사실은 별로 알려져 있지 않다."

당신이 결혼상대에 맞추어 천부적인 수면과 각성 사이클을 바꾸려는 것은 신장 165센티미터인 남성과 결혼했는데 "세상에, 그 사이에 173센티미터나 되었네요."라고 말하는 것과 같다.

최선책은 서로 조금씩 양보하면서 적어도 두 사람이 나이를 먹을

column

때까지는 상대방에게 큰 변화를 기대하지 않는 것이다..

만약 수면 사이클을 바꾸고 싶다면 이런 방법이 있다. 올빼미형은 잠이 깨면 며칠 동안 곧바로 밝은 햇빛을 쪼인다(태양빛에 몸을 내놓지만 직접 태양을 봐서는 안 된다). 이렇게 하면 밤에 잠드는 시간이 빨라진다. 좀더 늦게 자고 늦게 일어나고 싶은 아침형은 자기 전에 밝은 햇빛을 쪼인다. 인공의 태양빛은 그 때문에 만들어진 것이다.

2. 올빼미형도 언젠가는 아침형으로

아침형이냐 올빼미형이냐는 연령과 함께 달라진다. 나이를 먹으면 생체 시계의 스케줄이 짧아진다. 중년층은 일반적으로 아침형이다. 고령자는 아침이 그보다 빨라지는 것이 보통이며, 밤 8시경에는 잠드는 일도 많아서 날새기 몇 시간 전에 잠이 깨게 된다.

그리고 수면·각성 사이클이 가장 크게 변화하는 것은 고등학교에서 대학으로 진학했을 때이다. 고교생은 대략 밤 12시 반에는 잠자리에 들지만, 대학생이 되면 잠자리에 드는 시간이 새벽 2시를 넘어서는 일도 많다. 이것은 생체 시계의 변화라기보다 생활의 변화에 따른 부분이 많다.

3. 고독한 올빼미형은 게으른 사람인가?

오전 3시나 4시가 되어도 자지 않는 극단적인 올빼미형이라도 신경 쓸 필요는 없다. 수면 타입에는 좋고 나쁨이 없기 때문이다. 물론 '9시에서 6시까지'의 활동이 기본으로 되어 있는 이 사회로부터 자신만 벗어난 것처럼 느껴질지 모르지만 그럴 필요는 없다는 것이다.

지금도 물론 사람들 사이에서는 아침형이 더 우수하다는 생각이 자리하고 있고, 올빼미형은 게으르고 이상한 사람으로 취급받기 쉬운 게 사실이다. 그러나 조용한 밤 시간에 일의 능률이 가장 많이 오르고 아침 7시에 출근하지 않아도 된다면, 가지고 태어난 수면과 각성 스케줄에 따르는 게 좋다.

많은 작가와 예술가, 음악가, 컴퓨터 프로그래머들이 오후를 넘겨서 일어나 밤늦게까지 일을 하고 있으며, 이제 그것은 더 이상 이상한 습관으로 취급받을 일이 아닌 것이다.

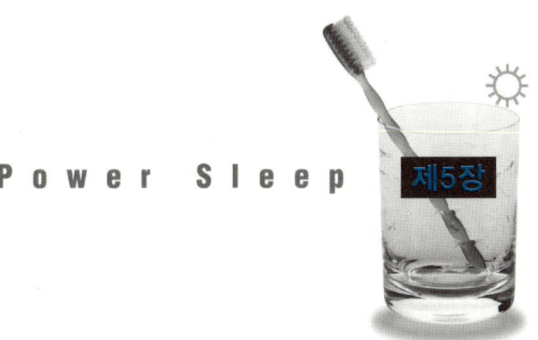

Power Sleep 제5장

쾌면은 이런 침실에서 이루어진다

이 습관으로 상쾌한 하루를 보낼 수 있다

수면은 피로한 마음의 가장 좋은 약이다.

- 세르반테스 -

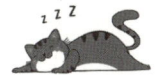

무엇보다도 좋은 잠자리가 최우선 조건이다

쾌면을 위해서는 이런 방을 준비해야 한다. 우선 침실은 조용하고, 어둡고, 서늘해야 한다. 그것이 무엇보다도 중요한 일이다.

1. 쾌면을 약속하는 소리와 빛의 과학

침실은 편안해야 하고 잠에 쉽게 빠져들고 푹 잘 수 있어야 한다. 그리고 어쨌든 조용해야 한다. 소리 민감도는 각자 다르지만 70데시벨을 넘으면 어떤 소리든 신경계를 자극하고 전신으로 신호가 보내져서 수면을 방해하게 된다. 하수구의 물 흐르는 소리, 요란한 보일러 소리, 구급차나 소방차, 경찰차 등의 사이렌, 개 짖는 소리, 요란한 스테레오, 밤늦게까지 떠드는 사람 소리 등이 수면을 방해한다.

침실로 들려오는 소리는 낮고 일정한 데시벨이어야 한다. 혹은 완전히 고요해야 한다. 갑자기 큰 소리가 들려오면 편안한 수면은 그것으로 끝나며 혈압도 올라간다. 특히 불규칙한 소리는 일정한 강도로 연속해서 들려오는 소리보다 수면을 방해한다. 소리가 점차 강해지면 동공이 열리고 심장박동은 빨라진다. 아기가 울겠다는 신호로 눈을 뜨는 것은 괜찮다. 그러나 수면을 생각하면 바람직한 일은 아니다.

항상 듣다 보면 익숙해지는 소리도 있다. 벽시계 소리 같은 것이다. 도시나 고속도로 가까이 살면 오고가는 차 소리에도 언젠가는 습관이 들도록 되어 있다. 시골에서 도시로 온 사람도 일주일이면 차 소리에 익숙해진다. 그와는 반대로 사람은 익숙한 소리가 없어져도 잠을 잘 못 잔다. 휴가 때 조용한 교외로 나간 도시인이 너무 조용해서 또 쉽게 잠들지 못하는 것은 드문 일이 아니다. 공항 가까이 사는 주민은 비행기의 굉음 속에서도 결국에는 잘 수 있게 된다고 한다.

그러나 소음은 분명히 수면을 방해한다. 비행기나 차, 이웃 사람들, 혹은 가족이 내는 소음으로부터 도저히 벗어날 수 없다면 귀마개를 하는 방법이 있다. 여름에는 창문을 닫고 선풍기나 에어컨을 설치하면 되고, 음악을 들어야 잠이 온다면 침대 옆에 라디오를 켜두면 된다.

파도소리와 새소리를 들려주는 장치도 수면에 도움을 준다. 지갑에 여유가 있고 이러한 전자 장치가 도움이 될 것 같으면 사두는 것도 좋다. 백색잡음(넓은 주파수 영역에 걸친 전기 노이즈) 발생기가 수면을 방해하는 소음을 차단시켜 좋다는 사람도 있다. 더 값싼 방법은 FM 라디오의 주파수를 2개의 방송국 사이에 맞추는 것이다. 백색잡음과 비슷한 소리가 신경을 곤두세우는 소음을 잠재워 잠이 오게 해 준다.

그리고 빛이 너무 강해도 자지 못한다. 암막커튼을 설치하면 외부의 불빛이나 아침 햇빛 등이 들어오는 것을 상당히 막을 수 있다. 수면 안대도 효과가 있다.

2. 잠드는 데 최적의 온도는 18도

수면에 가장 이상적 온도는 18도 정도이다. 너무 덥거나 추워도 숙면하기 힘들다. 침실이 덥거나 모포나 이불을 너무 두껍게 덮으면 수면이 방해 받아 기분 나쁜 꿈을 꾸게 되고 땀흘리다 깨는 일도 많다. 아이를 너무 덥게 키우는 것도 그렇다고 춥게 키우는 것도 좋지 않다. 너무 덥거나 추워도 수면을 방해하기는 마찬가지이다.

3. 습도는 60~70퍼센트

아무리 신선한 공기가 좋더라도 창문을 열어 놓는 것은 쾌면에는 별로 도움이 안 된다. 침실에 가장 적합한 습도는 60~70퍼센트이다. 가습기를 사느냐 제습기를 사느냐는 각자에게 달렸다. 이 두 가지는 습도를 조절하는 장점도 있지만 낮은 지속음을 통해 수면에 방해되는 소음을 억제시켜 주는 장점도 있다.

4. 안전을 위한 사소한 연구

현관에 자물쇠 하나만 단단히 설치해 두어도 안심하고 잘 수 있다. 연기감지기도 마찬가지이다. 자기 전에는 문이 잘 잠겼는지를 점검하고 창문을 닫은 뒤 침실로 가는 게 안심하고 기분 좋게 잠들 수 있다. 연기감지기의 전지를 새것으로 갈아놓는 것도 잊어서는 안 된다.

5. 야광시계는 누웠을 때 보이지 않는 장소에 둔다

문자판이 빛나는 시계는 잘 때 시야에 들어오지 않는 장소에 둔다. 규칙적인 수면 스케줄을 만들었다면 알람시계가 없어도 일어날 수 있을 것이다. 단 일어나는 시간을 넘기지 말아야 한다. 어쩌면 자신도 모를 만큼 잠이 아주 부족한 상태일 수 있기 때문이다.

침구는 이런 게 좋다

1. 잠옷과 시트

입고 자는 옷이 피부에 달라붙거나 몸에 안 맞는 것은 좋지 않다. 계절에 안 맞아 너무 얇거나 두꺼운 옷도 마찬가지이다. 잘 때는 호흡하기 쉽도록 부드럽고 편한 옷을 입는 게 좋다. 또 시트는 청결하고 촉감이 좋아야 한다. 면, 마, 폴리에스테르 소재가 많이 사용된다.

가장 널리 사용되고 있는 소재는 면인데 면 100퍼센트인 것에서부터 마와 견, 폴리에스테르 혼방까지 여러 가지가 있다. 면 시트는 흡습성이 뛰어나고 어떤 기후에도 사용할 수 있으며 튼튼해서 오래 간다는 장점이 있다. 또 오히려 사용할수록 촉감이 좋아진다. 견 시트도 내구성은 있으나 유감스럽게도 값이 비싸다. 촉감도 최고이고 겨울철 침대 속에서도 온기를 빼앗기지 않아서 좋다.

보다 고급스러운 것을 원한다면 마가 좋다. 가장 수면에 적합하다고 알려진 마는 더러움이 덜 타고 흡습성에서는 면에 뒤지지 않는다. 가볍고 까칠한 촉감은 여름과 더운 기후에 가장 적합하다. 사실 마 시트는 고가이지만 장기 투자라고 생각하면 된다. 세트로 된 마 시트는 20년은 사용할 수 있을 것이다.

그리고 시트 색깔은 흰색이나 파스텔 칼라가 적합하다. 꽃 모양과 같은 친숙한 무늬나 엷은 색의 스트라이프도 좋다.

2. 베개의 역학

베개에는 좋은 것과 나쁜 것이 있다. 좋은 베개는 건강을 유지하기 위해 빼놓을 수 없다. 좋은 베개는 몸의 힘을 빼고 편안한 자세로 잘 수 있게 한다. 나쁜 베개나 낡은 베개를 사용하면 목과 등을 아프게 하는 원인이 될 수 있다고 정형외과의는 말한다.

숙면을 위해서는 다음 사항이 중요하다.

- 엎드린 자세로 자거나 베개를 높게 베고 자면 통증의 원인이 된다. 몸을 편안하게 눕고 경추(목뼈)를 보호하기 위해 전문가가 권하는 자세는 단 두 가지뿐이다. 등을 펴고 모로 누워 자거나 천장을 보고 자는 방법이다. 둘 다 목에서 등까지 본래의 굴곡을 유지시킨다. 이렇게 하면 등뼈가 올바른 위치에 놓여 목의 불완전한 탈골을 막을 수 있다. 목이 올바르게 지탱되고 있으면 목과 등이 아프거나 신경이 굳는 일은 없다. 잠을 잘 자면 등뼈가 약해져서 생기는 증세를 막을 수 있다. 그렇다면 나쁜 자세를 고치는 방법은 무엇일까? 답은 간단하다. 좋은 베개를 사용하기만 하면 되는 것이다.
- 어떤 자세든 몸을 올바른 위치로 지탱시켜 주는 것이 좋은 베개다. 모로 누워 자는 사람의 베개는 머리와 목을 똑바르게 지탱시키는

것이어야 한다. 천장을 보며 잔다면 목 아래만 지탱하고 머리는 대부분 매트리스에 닿아야 한다. 필요한 지지력의 강도는 그 사람의 신장, 체중, 체격, 자는 자세, 매트리스의 단단함에 따라 결정된다.

- 최고의 수면을 위해서는 부풀리거나 눌러봐서 자신의 머리 형태와 체격, 자는 자세에 딱 맞는 베개를 찾아야 한다. 순응성이 높은 베개를 사면 기분 좋게 잘 수 있다.
- 내용물이 천연소재인 오리털이나 양털이라면 어떤 베개에도 뒤지지 않는 순응성이 있으며 머리를 편안하게 지탱시켜 준다. 또한 압박감도 없고 얼굴을 짓눌러서 혈액순환을 나쁘게 하거나 주름의 원인이 되는 일도 없다. 오리털 베개는 감촉도 뛰어나고 기능성도 두 말할 필요가 없다. 어떤 합성섬유에도 뒤지지 않을 만큼 오래 가므로 긴 안목으로 보면 이득이다.
- 유감스럽게도 베개가 건강한 수면을 제공한다는 사실을 알면서도 베개를 교체하지 않는 사람이 많다. 베개 형태만 가지고 있으면 되는 것이 결코 아니다.
- 베개의 수명은 원래의 지지력과 순응성을 잃었을 때 끝이 난다. 시간이 지나면 어떤 베개도 처음의 풍성함은 사라진다. 물론 사용하는 사람의 특성에 따라 달라지는데, 베개를 던지거나 거칠게 다루는 사람이 있다면 얌전하게 사용해서 베개 수명이 긴 사람도 있을 것이다. 대체로 양털의 수명은 8년에서 10년, 오리털은 5년에서 10년, 폴리에스테르는 6개월에서 2년이다.
- 베개에는 돈을 아끼지 마라. 편안한 구두를 사기 위해 얼마의 돈을 지불했는지를 생각해 보자. 좋은 베개는 하루 8시간, 1년 365일간

사용해도 10년은 간다. 시간으로 바꾸면 29,200시간! 구두는 거기에 비해 2분의 1이나 가면 다행이다.

쾌면을 약속하는 베개

먼저 겉감을 조사하는데 더럽거나 실밥이 터지거나 내용물이 튀어나왔다면 베개를 교체할 시간이다.

오리털이나 양모 베개의 지지력을 조사하기 위해서는 먼저 크게 부풀려서 평평하고 단단한 곳에 둔다. 베개를 두 개로 접어(퀸 사이즈의 베개는 세 개로 접는다) 눌러 공기를 뺀 다음 손을 뗀다. 지지력이 있으면 금방 펴져서 원래 형태로 돌아온다. 그러나 접혀진 채로 있다면 베개 수명은 이미 다 된 것이다.

폴리에스테르 베개도 부풀려서 접는 것까지는 같다. 그 다음 300그램 정도의 무게를 올린다. 베개에 지지력이 있으면 얹혀진 물건을 날려보내고 원래 형태로 펴지겠지만 수명이 다된 베개라면 접혀진 채로 그냥 있을 것이다.

쾌면 매트 고르는 법 — ABC의 체크 리스트

매트리스 교체 시기는 다음과 같이 ABC를 체크해 보면 알 수 있다.

A 연수(Age) : 매트리스와 스프링은 매일 밤 사용한다면 길어야 8년이나 10년 간다. 그러나 10년이 지나면 숙면에 필요한 탄력은 더 이상 기대할 수 없다.

B 아름다움(Beauty) : 매트리스를 가만히 바라보자. 커버 없이 남들에게 보여도 부끄럽지 않은가? 커버지에 주름이나 더러움, 터진 부위는 없는가? 표면이 울퉁불퉁하거나 휘어진 부분은 없는가? 가장자리 쪽이나 잠자는 부분이 움푹 들어가 있지는 않는가? 잘 조사해 보자. 보기에도 나쁘면 기능도 약해진 것이다.

C 쾌적함(Comfort) : 매트리스에 누워 느낌을 조사하자. 이것은 그다지 간단한 일은 아니다. 매일 밤 같은 매트를 쓰다 보면 지지력이 쇠퇴해 가도 느낄 수 없기 때문이다. 오래 신은 신발이 더 이상 편하지 않다는 것을 못 느끼는 것처럼 말이다.

매트리스의 쾌적도를 판단할 수 있다면 침구점이나 백화점에 가서 상질의 신제품 매트리스에 누워 비교해 보는 것도 좋다. 생산기술의 향상으로 한층 쾌적하고 지지력이 우수해진 것을 깨닫게 될 것이다.

이상의 ABC 중 어느 하나라도 부족하다면 당신의 매트리스는 수면에 나쁜 영향을 초래할 것이다. 그때는 낡은 매트리스를 버리고 새로운 것을 찾는 게 좋다. 신형 벤츠라도 완충장치가 시보레 중고차의 것이라면 벤츠의 승차감을 기대할 수가 없다. 그것과 마찬가지로 새로운 매트리스를 낡은 스프링 위에 놓아서는 안 된다. 하지만 그렇게 하는 사람이 참으로 많은 게 현실이다.

매트리스와 스프링(또는 박스 스프링)은 2개가 한 세트로 기능하도록 만들어져 있다. 스프링은 매일 밤 사용함으로써 닳아질 수밖에 없지만 완충장치와 같이 침대 전체의 쾌적함을 유지하고 몸을 지탱하기 위해 반드시 필요하다. 그런 만큼 낡은 스프링은 새 매트리스의 수명을 단축시켜 버린다.

쾌면을 약속하는 침대의 조건

매트리스를 교체하기로 결정했다면 그 다음에는 어떻게 고르는 것이 좋을까? 자동차도 시승해 본 후에 결정하듯이 침대도 반드시 '시승'을 해본 다음 고르도록 하자.

1. 쾌적함과 지지력을 테스트한다

자동차 쇼 룸에서 번쩍거리는 새 차를 보는 것만으로는 승차감을 느낄 수 없다. 운전석에 앉아 핸들을 잡아야 비로소 좋은 차인지를 알 수 있는 법이다. 침대도 마찬가지라서 느낌을 테스트해보지 않고 사는 것은 섣부른 판단이다. 잠깐 동안 앉아 보거나 표면을 눌러 보는 정도로는 피곤한 몸을 뉘었을 때의 느낌을 알 수가 없다. 편한 복장을 하고 간단하게 벗을 수 있는 신발을 신고 가게로 가자. 점원에게 양해를 구한 다음 평상시의 자세로 누워서 눈을 감고 주변 상황은 머릿속에서 몰아내 보자. 남의 눈을 의식하지 말고 몸의 힘을 빼보는 것이다. 누워 있을 때의 느낌을 찬찬히 살피고 나서 다음 침대로 옮겨가서 똑같은 동작을 반복해보면 된다.

우선은 자신의 본능을 믿을 것, 그리고 마음에 드는 침대는 반드시 시승해 볼 것을 권한다. 제품에 붙은 라벨에 눈이 멀어서는 안 된다. 어떤 제품처의 저품질이 다른 회사에서는 고품질이 되는 경우도 있으니까 말이다. 게다가 형태는 가게에 따라서 다르게 불린다. 그러므로 실제로 누워서 조사해 보는 것이 가장 중요하다.

평판이 좋은 가게를 골라서 자신의 몸으로 직접 침대의 쾌적함과 지지력을 조사하고, 자신에게 딱 맞는 매트리스와 스프링을 찾자. 지지력이 충분하지 않으면 등이 아프고, 너무 단단하면 계속 같은 자세로 누워 있을 때 압박감을 느끼게 된다. 부드러운 매트리스에서 단단한 매트리스로 바꾸게 되면 익숙해지는 데 3일에서 5일은 걸린다.

2. '본넷의 속'을 반드시 조사한다

자동차처럼 매트리스도 속 내용물을 잘 점검하자. 단면 모델을 비치해 두는 가게에서는 커버 속을 볼 수 있다. 그것을 비치해두지 않았다면 매트리스 구조에 대해 질문하면 된다. 퀸 사이즈 매트리스의 스프링 수는 450개 이상이 좋다. 퀸 사이즈는 375개 이상, 더블이나 보통 사이즈로 3백 개 이상이 좋다. 스펀지고무로 된 매트리스는 밀도가 최소 30센티미터 입방으로 0.9킬로그램은 있는 것으로 선택한다. 밀도가 높을수록 질은 좋아진다. 물침대와 같은 부유감을 원한다면 비닐 두께를 조사해 보자. 20센티미터 이상이면 내구성은 충분하다.

겉면도 점검한다. 마무리가 깨끗하고 커버가 상질이며, 보기에나 만졌을 때나 벨벳처럼 매끄러운 것이면 충분하다. 최근 고급품은 쿠션감이 한층 좋아졌다. 또한 보증서에 기재된 연수는 제품에 결함이 있을 경우 보험 처리가 가능한 기간이지 신제품 매트리스와 스프링의 수명을 나타낸 것은 아니다. 제품은 15년에서 20년 정도는 사용해야 하겠지만 장기간 사용한 후에는 숙면을 약속하기 어렵다.

3. 뒤척거려도 충분할 만큼 여유가 있는가

이탈리아제 2인용 스포츠카는 멋진 맵시로 사람의 눈길을 끈다. 자동차라면 그래도 괜찮지만 침대는 반드시 큰 침대가 좋은 법이다. 자신의 신장보다 20센티는 긴 침대가 바람직하며 부부가 함께 잔다면 퀸 사이즈보다 작은 것이어서는 안 된다. 가급적 퀸 사이즈 이상이 좋다. 보통 사람이 하룻밤에 뒤척이는 횟수가 40회에서 60회이기 때문에 도중에 잠을 깨지 않기 위해서는 충분한 여유가 필요하다.

4. 돈을 아낀다면 쾌면을 얻을 수 없다

또 가급적 고급 물건이 좋다. 침대는 자동차보다 오래 사용한다. 앞으로 10년간 운전하는 것보다 침대에서 보내는 시간이 훨씬 길다. 침대 느낌으로 수면의 질이 결정되며 생활의 질을 결정한다.

최고의 침실을 얻기 위해서는 편안함을 방해하는 요소는 무조건 제거하라. 어쨌거나 조용하고 어둡고 서늘해야 하는 것이 철칙이다.

영주의 화려한 꿈

1882년, 인도의 어떤 영주를 위해서 순은으로 된 침대가 만들어졌다. 네 귀퉁이에는 각각 예쁘게 채색된 사람 크기에 부채를 든 여자 나신상이 자는 사람을 바라보는 형태로 서있었다.

영주가 누우면 체중으로 인해 매트리스 속에 부착된 오르골이 연주를 시작하고, 여인상이 부채질을 시작했다. 이 침대의 무게는 자그만치 1톤이나 되었다고 한다.

column

우주의 침실
스카이랩 4호(Skylab 4)의 선장 제럴드 카의 수기 중에서

 84일간의 우주 체류 중에 지낸 우주정거장 스카이랩 4호의 침실에 대해서 나는 몇 년 동안 전화박스와 똑같은 크기라고 말해 왔다. 하지만 실제로는 좀더 크다. 형태는 부등변 사각형이고, 한쪽 벽은 바닥에서 천장까지(2.1미터 정도) 서랍과 로커로 되어 있었다. 다른 쪽 벽은 문인데 방음효과가 있는 절연 천으로 둘러쳐져 있고, 남은 두 벽은 알루미늄으로 되어 있었다. 바닥도 알루미늄이고 공기생성기가 위를 향해 공기를 내뿜고 있으며, 천장은 바둑판 모양의 버플플레이트(기류와 광선 등의 방향을 바꾸는 판)로 방에서 빛과 공기가 흘러나가도록 되어 있었다.
 침대는 배의 침대처럼 침낭이 끈으로 매달려 있고, 프레임은 로커 방향의 알루미늄 벽에 고정되어 있다.
 스카이랩 3호의 선장 앨런 빈은 신선한 공기 매니아로 침낭을 상하 반대로 매달아 머리를 아래로 해서 공기 흡입구에 얼굴을 가까이 대고 잤다. 무중력이라서 불을 끄면 그 나름대로 곯아떨어지게 되는 것이었다.

침낭은 네트 위에 커버가 겹쳐져 있으며, 지퍼로 열 수 있고 서늘하게 하고 싶으면 연 채로 둘 수도 있었다. 프레임에는 20센티미터 폭의 신축성 있는 벨트가 붙어 있어 이것을 침낭 몸통과 넓적다리 위치에 걸치고, 몸을 벽에 밀어붙이는 듯한 구조로 되어 있었다. 몸이 뭔가에 밀어 붙여지는 듯한 감각은 조명이 꺼지면 지구의 침대에 누워 있는 듯한 안도감을 주었다.

스펀지고무로 된 베개는 상부에 헤어네트가 부착되어 있어 잘 때는 그 네트를 코와 귀 아래를 지나도록 잡아당긴다. 그렇게만 해도 자는 사이에 베개가 머리에서 떨어지지 않는다. 스카이랩에서는 가장 큰방이라서 떠있는 채로 자려고 한 적도 있지만, 역시 프레임 벨트로 채워두어야만 했다. 지구에 있을 때의 침대에서 떨어지는 듯한 느낌 때문에 눈이 번쩍 떠져 버리기 때문이다.

`column`

생각해 보면 우주에서의 수면은 내겐 너무도 편안했던 것 같다. 지상에서는 수면시간이 8시간이었지만 우주에 나가서는 7시간을 잤다. 지구상에서는 중력 때문에 근육이 피로하지만, 중력이 없는 우주에서는 근육이 피로하지 않기 때문일까. 무중력에서는 어디에라도 나비처럼 훨훨 날아갈 수 있고, 골격과 근육에는 거의 압력이 느껴지지 않는다. 오로지 뇌만이 혹사당하는 것이다.

생활은 휴스턴 시간으로 보내고, 수면시간은 오후 10시에서 오전 6시로 정했다. 매일 15회의 일출과 15회의 일몰을 볼 수 있었다. 3명의 과학자 우주비행사, 조지프 커윈, 오웬 게리엇, 에드워드 깁슨은 때때로 뇌파용 전극이 부착된 스컬 캡을 붙이고 잤다. 자는 사이의 뇌파를 NASA가 기록하기 위해서이다. 그 실험을 통해 어떤 이상이 발견되었는지는 알 수 없다.

스카이랩 4호에 체류한 지 50일 째에 놀랍게도 처음으로 무중력 꿈을 꾸었다고 일지에 기록했다. 꿈속에서 이곳 저곳으로 이동하는 데 걷는 것이 아니라 스카이랩 속과 같이 훨훨 날아다녔던 것이다.

그러나 내가 정말로 놀란 것은, 49일 동안이나 지구의 감각을 없애지 못했던 사실이다. 사람의 정신이란 참으로 불가사의하다.

Power Sleep 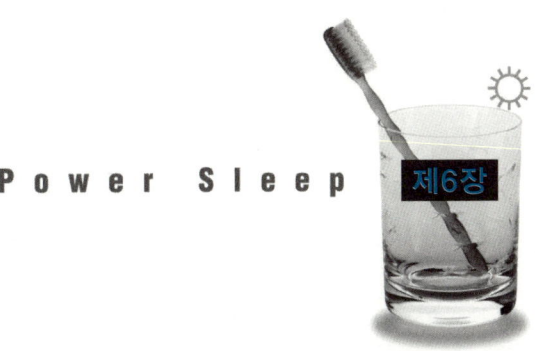 제6장

이런 증상이 있다면 하루 빨리 수면 개선을!

수면 부족으로 끝나지 않는 수면장애의 무서운 실체

절망에서 희망으로 건너가는 최상의 다리는 꿀잠을 자는 것이다.

- 조셉 코스만 -

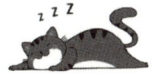

자신의 이상한 행동을 두려워하는 사람들

수면장애 증상은 때때로 예측 불허의 행동을 야기한다. 문제는 자신이 왜 그런 행동을 하는지 알지 못한다. 그래서 혹시 자신이 정신질환이라도 생긴 건 아닐까 고민하면서도 남에게 털어놓지 못한다. 심지어 자신을 도와줄 사람에게까지도 말이다.

다음에 제시하는 내용은 미국 수면장애협회의 파일에 기록된 실제 있었던 사건들이다.

- 어떤 부인이 눈을 떠보니 슈퍼마켓에서 56개들이 초콜릿 상자가 담긴 수레를 밀고 있었다.
- 어떤 여성은 침실 벽에 미합중국 지도를 그리고 모든 주와 도를 써 넣고 있었다. 이 모든 게 자면서 한 행동이다.

- 어떤 항공관제사는 근무 중에 잠들지 않기 위해 서서 일을 했다.
- 어떤 여성은 자면서 초콜릿을 먹어 18킬로그램이나 살이 쪘다.
- 고속도로를 달리는 하우스 트레일러. 뒷좌석에서 자고 있던 남성이 수면 중에 돌아다니다가 문을 열고 밖으로 나가 사망했다.
- 어떤 부인은 자는 채로 차를 운전해 공항으로 향했고 티켓을 사서 캘리포니아로 날아가는 도중에 잠이 깼다.

어떻게 보면 우스갯거리로 생각할 수도 있지만, 수면장애가 있는 사람은 우리가 상상할 수 없을 만큼 막대한 피해를 입고 있다. 그러나 더 큰 문제는 남에게도 피해를 입힌다는 것이다. 우리가 졸음운전 차와 같은 도로를 달리고 있다고 생각해 보자. 혹은 착륙지점에 들어선 보잉 747기에 타고 있는데 시차에 적응하지 못하는 파일럿과 피곤한 항공관제사의 손에 자신의 운명이 달렸다고 생각해 보자. 아니면 코를 심하게 골거나 마구 차고 때리거나 밤중에 몇 백번 씩 뒤척이는 사람과 한 침대를 사용한다면 어떨까? 당사자나 당신이나 도저히 깊은 잠을 잘 수 없을 것이다. 62년간 함께 살아온 아내가 밤새 기침을 해서 잠을 잘 수가 없다고 목 졸라 죽인 90세 노인도 있었듯이 말이다.

수면장애는 아직까지는 미지의 병이었다

스트레스가 많은 현대사회에서 수면 부족과 피로는 피할 수 없는 일이다. 그래서인지 대부분의 의사는 의욕도 없고 활기가 없는 상태를 정상이라고 보고 있다. 질병으로 보이는 증상이 아니면 매일처럼 듣게 되는 호소에 귀를 기울이지 않는 경우도 많다.

환자가 컨디션이 나쁘면 낮에도 잠들어버린다고 호소하거나, 잠든 채 터무니없는 행동을 하는 일이 있다고 설명해도 원인이 수면장애 때문임을 모르는 의사가 많다. 그리고 알아도 치료받지 못하는 경우도 많다. 윌리엄 디멘트 박사에 따르면 '1985년까지 수면장애를 계통적이고 정당하게 거론한 의대는 한 곳도 없었다'는 것이다. 수면장애에 대해서 알고 있는 의사는 거의 없었고, 환자에게 증상을 물을 때 수면에 대해서 묻는 일조차 없었다. 미국 수면장애연구 국가위원회가 1천만 명 환자의 초기치료 데이터베이스를 조사하자, 생명에 관한 수면장애인 폐쇄성 수면무호흡증조차 예상의 10만 건을 크게 밑도는 73가지 사례밖에 없었다.

수면의학은 마침내 1996년에야 의학의 전문분야로서 인정되었을 뿐이고 아직 초기 단계에 지나지 않는다. 그러나 큰 진전은 있었다. 의대에서는 과목들이 생겨나고 있고 일관된 수면장애 교육이 시작되고 있다. 1980년에는 한 손으로 꼽을 수 있을 만큼 적었던 수면피해센터도 1997년에는 1500곳으로 증가했다. 325개의 클리닉이 미국 수면장애협회에서 임의 시설로 승인 받았다.

그러면 당신은 어떤가? 의료진이나 수면센터에서 치료를 받아야 하는 수면 피해는 없는가? 1장의 자가진단검사 D에서 한 가지라도 '예스'라고 답했다면, 혹은 이후에 설명하는 피해에 해당하는 증상이 있다면 수면 전문가에게 상담하는 쪽이 좋다. 그러면 당신의 생활은 훨씬 쾌적할 것이다. 아니 어쩌면 당신의 목숨을 구하는 일이 될 수도 있다. 다음은 가장 잘 알려진 수면장애 증상들이다.

수면이상

▶ **대낮에 졸음이 심하면 일단 의심해야 한다**

수면이상은 잠들기가 어렵거나 혹은 수면을 지속할 수 없거나, 하루 종일 심한 졸음에 시달리는 수면 피해를 말한다.

여기에는 불면증, 폐쇄성 수면무호흡증, 나르콜렙시, 가려움 증후군, 주기성 사지운동장애, 과수면증, 게다가 수면상 후퇴 증후군 또는 수면상 전진 증후군 등이 있다.

불면증

▶ **화를 잘 내거나 피로감에서 못 벗어나는 사람은 특히 주의**

'쉽게 잠들지 못하고 밤중에도 몇 번씩 눈을 뜨거나 생각한 것보다 잠이 빨리 깨며, 항상 낮잠을 자야 한다', 'TV를 볼 때나 교차로에서 신호가 바뀌기를 기다릴 때도 쉽게 잠들어 버린다'.

위와 같은 증상들이 있다면 불면증일 수 있다. 미국인 2명 중 1명이 불면증에 걸린 일이 있다. 불면은 가장 많은 수면장애인 것이다.

불면증인 사람은 충분한 수면을 취하지 못하고 아무리 자도 잘 잤다는 느낌이 들지 않는다. 그래서 사람들과 원만한 교제도 불가능하거나 일에서도 실패하는 일이 많다. 불안하고 화를 잘 내게 되며 마음이 불안정하고 피로감과 무력감 등이 수반되는 일도 있다.

일시적 불면증이나 단기 불면증은 며칠에서 2, 3주간 이상만 계속되며, 그 이상 계속되는 일은 없다. 요인은 다음과 같다.

· 일과성 질병

- 수면시간이 달라졌다(시차병, 교대근무 등).
- 환경적 요인. 소음이나 지나치게 밝은 조명, 가족의 죽음 등.
- 긴장되는 일이 다가오고 있거나 또는 최근에 그런 일이 있었다.
- 스트레스를 수반하는 문제

원인이 어떤 것이든 불면증은 단일 치료법으로는 치료할 수 없다. 일시 또는 단기 불면증은 4장과 11장에 쓰인 방법으로 치료하는 것이 가장 좋다. 그리고 생체 시계를 위한 수면향상계획표(218~219페이지 참조)를 써넣으면 사소한 수면 고민은 대부분 해소될 것이다.

시중에서 파는 약이나 트레이닝이나 L-트립토판을 사용한 치료법으로 불면증을 치료하려는 사람이 약 40퍼센트나 된다고 한다. 그러나 전문의사의 지도 없이 임의로 치료하는 것은 매우 위험하다.

대부분의 수면제에는 안전과 효과에 대한 충분한 정보가 없으므로 의사에게 진정제나 최면제를 처방 받는 쪽이 좋다.

만성적인 불면증이란 정의상으로는 2, 3주 이상 불면증이 지속되는 것을 말한다. 파킨슨씨병, 수면에 관계가 있는 간질, 대뇌변성장애, 또는 불안장애, 기분장애, 공황성장애, 정신병, 게다가 알코올 중독 등 잠재된 병에 관계된 것이 많다.

폐쇄성 수면무호흡증
▶ **심한 코골이와 호흡 정지는 목숨과도 관계가 있다**

당신은 함께 자는 상대를 깨울 만큼 코를 골지는 않는가? 잠이 깼을 때 피로감이 남는가? 수면 중에 숨을 멈추는 일이 생기지는 않는가? 그렇나면 당신은 수면무호흡증일 위험이 있다.

폐쇄성 수면무호흡증은 숨을 들이마실 때 열려 있어야 할 기도를 후두 근육이 막아 호흡을 힘들게 하고 결국 잠들지 못하게 되는 증상을 말한다. 자는 사이에 상부 기도가 막혀서 하룻밤에 많으면 6백 회, 1회 당 30초에서 99초나 호흡이 멈추게 된다. 이 오랜 호흡정지 이후에는 코를 심하게 골거나 짧게 헐떡이거나 때로는 온몸을 마구 움직이는 일도 있다. 코골이가 심해 옆에 사람이 못 자는 경우가 많다.

폐쇄성 수면무호흡증에 걸리면 기도가 막힐 때마다 숨을 쉬기 위해서 일순간 잠이 깬다. 모르는 사람에게는 밤새 자는 것처럼 보일지 모르지만 실제로는 매일 밤 수백 회나 눈을 뜨는 것이다.

그 때문에 폐쇄성 수면무호흡증인 환자는 심한 수면 부족으로 낮에는 졸려서 견딜 수 없을 때가 많다. 편안한 의자에 몸을 맡기고 책을 읽거나 TV를 보거나 엎드려 있으면 참지 못하고 잠에 빠져든다. 그리고 지루한 회의에 출석할 때나 영화와 콘서트, 혹은 스포츠 관전할 때도 깜박 잠들어 버리는 일이 많다. 다만 그때가 운전 중이 아니기를 기도할 뿐이다. 상상해 보자. 숨을 들이마시려고 하룻밤에 6백 회나 눈을 뜬다면 얼마나 피곤하겠는가!

치료를 받기 위해 수면 클리닉을 찾아온 45세 남성이 있었다. 이 남성은 심한 코골이와 호흡정지 때문에 하루 종일 졸음에 시달리고 있었다. 또한 1년 남짓 아내와도 침실을 따로 사용해야 했다. 남편의 코고는 소리가 시끄러워서 아내가 도저히 잠을 잘 수가 없었기 때문이다. 그 1년은 성욕도 저하되고 살도 심하게 쪘다. 남과 대화할 때도 졸려서 눈을 뜨고 있기가 힘들고 무슨 말을 했었는지 기억이 안 나기도 한다. 졸음 운전 때문에 겨우 5킬로 거리에 있는 직장까지도 운전할 수가 없었다. 책을 읽어도 TV를 봐도 이내 잠들어 버린다.

최근에는 편하게 호흡할 수 있을까 해서 의자에서 자고 있지만 효과는 없었다. 아내의 설명에 따르면 남편의 증상은 심한 코골이와 호흡 정지, 그 다음에는 콧소리를 내며 다시 호흡하는 일을 연속으로 반복한다고 한다.

이 환자의 증상은 수면 상황을 기록함으로써 판정을 내릴 수 있었다. 그 결과 그에게는 심각한 수면무호흡증으로 생명이 위험할 정도라는 진단이 내려졌다. 운전 중에 사고를 당할지도 모르기 때문이다. 수면무호흡증 환자 24퍼센트가 일주일에 한 번은 졸음운전을 한다고 호소하고 있다.

폐쇄성 수면무호흡증은 중년 남성이 가장 많다. 너무 뚱뚱해도 발병률이 높아지며 남성은 여성보다 8배나 높은 비율로 발병한다. 미국에서는 2명 중 1명이 폐쇄성 수면무호흡증이면서 96퍼센트가 병명조차 모르고 있다(중추성 수면무호흡증은 폐쇄성 수면무호흡증 정도만큼 알려져 있지는 않지만 역시 위험한 병이다. 폐와 뇌의 신경전달이 제대로 작용하지 못해서 호흡하라는 신호가 늦어짐에 따라 호흡이 정지된다).

호흡이 정지하면 목숨도 위험하므로 술과 수면제는 당연히 피해야 한다. 치료 방법으로 체중을 줄이거나 모로 누워 자기도 한다.

가벼운 증상은 바이박틸이라는 약과 수면 중의 호흡을 편하게 하는 장치로 치료하는 일이 많다. 코와 입을 덮는 마스크와 공기 펌프로 이뤄진 지속적 양압호흡장치(씨팹, CPAP)라고 불리는 것이 가장 많이 보급되어 있다. 이것은 밤사이에 끊임없이 양압의 공기를 보내어 기도가 열려 있도록 하는 것이다.

증상이 심한 경우에는 외과수술이 이뤄진다. 틱 위치를 움직여서 기도를 넓히는 방법과 레이저 광선과 전파로 목 조직을 잘라내거나 축소시키는 방법이 있다. 그리고 수술로 상부 기도의 장애물 아래에 관을 집어넣어 공기를 통과시키는 기도절개술도 있다. 어린이의 수면무호흡증은 편도선과 코의 폴립을 제거해서 치료한다.

수면무호흡증 환자가 10년 이내에 심장발작과 뇌졸증을 일으킬 확률은 건강한 사람에 비해 2배나 된다. 가슴앓이, 심장 부정맥, 가벼운 고혈압 증상을 보이며, 이차적으로는 우울증이 오며 불안하고 흥분하기 쉽다. 최근 연구에 따르면 무호흡증은 심장병을 유발할 수 있고, 관상동맥질환이 있는 무호흡증 환자는 밤사이 돌연사할 위험이 있다.

나르콜렙시
▶ 낮에 갑작스런 졸음이나 무력감에 빠진다

아무리 자도 항상 피로감이 느껴지지는 않는가? 재미있는 개그를 보며 박장대소하거나 심하게 화를 낸 뒤 갑자기 맥이 빠지는 듯한 느낌은 없는가? 가족 중에 항상 자는 사람은 없는가? 대답이 예스라면 당신은 나르콜렙시일지도 모른다. 나르콜렙시는 과도한 졸음, 탈력발작(脫力發作), 수면마비, 입수기 환각 증상(뒤에서 설명한다) 등을 보인다. 다시 말해 한낮에 갑자기 렘수면에 빠져 버리는 증상이다.

나르콜렙시 환자는 계속 졸거나 잠에 빠져든다. 15분에서 20분간 자면 상쾌한 기분으로 눈을 뜨지만 2~3시간 지나면 다시 졸음이 쏟아진다. 이것을 종일 반복하는 것이다. 식사 중이나 대화할 때 혹은 차를 운전할 때, 컨디션이 극도로 나쁠 때도 졸음이 쏟아진다.

나르콜렙시의 주된 증상은 탈력발작이다. 이것은 강렬한 감정 뒤에 흔히 일어난다. 가령 놀라거나 심하게 웃거나 화를 내면 갑자기 근육의 긴장이 느슨해진다. 몸에 힘이 빠지는 것을 느끼며 머리가 멍해지고 얼굴이 풀어지며 턱이 내려가고 말이 흐릿해진다. 그리고 무릎에서 힘이 빠져서 지면에 쓰러져 버린다. 발작 시간은 몇 초에서 몇 분간으로 짧으며 아무 일도 없었던 것처럼 금방 회복된다. 나르콜렙시 환자는 골프를 예로 들면 나이스 샷을 친 순간 갑자기 렘수면에 들어간다고 할 수 있다. 렘수면은 몇 초에서 30분 이상 지속되는데, 그후 탈력발작으로 옮겨가는 경우가 있기 때문이다.

나르콜렙시 환자는 수면마비가 오는 경우도 많다. 수면마비란 잠에서 깨어날 때 몸을 움직이거나 말을 할 수 없게 되는 증상이다. 시간은 약 1분이지만 본인은 말할 수 없는 심한 공포감을 느낀다. 특히 호흡이 불가능하다는 불안감과 잠들 때 뚜렷한 환각을 보는 입수기 환각 등을 체험하면 그 공포감은 이루 말할 수 없이 크다. 환자는 누군가가 혹은 무언가가 옆에 있는 듯한 환각을 보며 심하게 겁을 낸다. 여러 가지 환각이 보고되고 있는데, 그중에서는 화재가 나거나 물에 빠지거나 누군가에게 공격당하거나 공중을 나는 일이 많다.

34세 되는 한 여성은 한낮에 갑자기 잠들어 버리는 증상 때문에 전문가 진단을 받았다. 그녀는 밤에는 7시간 반을 자고 아침이 되면 또 1시간 반에서 2시간을 잤다. 오후에도 1, 2시간은 낮잠을 잔다. 게다가 차를 운전하는 10분 사이에도 잠들어 버린다. 너무 심하게 졸려서 차를 도로가에 세워두어야 했던 것도 한두 번이 아니다. 책을 읽거나 TV를 보거나 남과 이야기할 때도, 마트의 카운터 앞에서 줄을 서 있을 때도 일할 때두 잠들어 버린다. 게다가 웃거나 화내는 순간 다리에서 힘이 빠져 버린다. 입수기 환각 증상도 있고 잠에 빠질 때 누군가가 방안에 있는 것처럼 느끼고 손으로 잡힐 듯 말 듯 한 느낌이 든 적도 있다고 한다.

이 환자의 증상도 새벽 전까지의 수면 기록과 낮잠을 조사해 판정이 났다. 대부분의 나르콜렙시 환자처럼 이 여성도 수면개시 때 렘주기가 있으며, 깨어있는 상태에서 서파수면이 없이 갑자기 렘수면으로 들어갔다. 환자는 나르콜렙시라는 진단을 받은 후 치료받을 때까지 운전을 하지 말도록 지시받았다.

나르콜렙시는 일반적으로 아동기 후반부터 사춘기에 걸쳐 시작된다. 보통은 대낮에 심한 졸음에 빠진다. 시간과 장소에 관계없이 잠들어 버려서 학교나 직장에서의 생활을 힘들어한다. 당연히 이성 교제도 어렵고 결혼생활이 파탄나는 경우도 있다.

미국 수면협회에 따르면 25만 명, 즉 2천명 중에 한 명이 나르콜렙시 환자이고 발병률로는 다발성 경화증과 같다. 환자의 80퍼센트는 나르콜렙시라는 진단을 받지 못한다. 또 유전되는 병이라서 친척 중에 나르콜렙시 환자가 있으면 같은 병에 걸릴 가능성은 60배나 높아진다. 양친 중 한 명이 나르콜렙시라면 아이는 20명 중 한 명의 비율로 발병한다.

낮에는 2시간마다 10~20분 동안의 낮잠을 자고, 알코올과 수면제를 금지하고 적절한 수면을 취하면 약화시킬 수 있다. 낮잠을 여러 번 자는 것이 최선의 해결책은 아니지만 갑자기 잠에 빠지는 것보다는 낫다. 치료법으로는 증상에 맞춰 적절한 약을 투여하는 것이 일반적이다.

탈력발작은 삼환계 항우울제로 증상을 줄일 수 있으며, 한낮의 과잉 졸음에는 정신 자극제가 사용된다. 탈력발작, 수면마비, 입수기 환각은 시간이 지나면 가벼워지기도 하지만 낮의 과도기적 졸음은 보통 평생 간다. 그러나 적절한 치료를 받으면 충분히 만족스러운 생활을 할 수 있다.

사지 가려움 증후군

▶ **침대에 들어가면 손발이 가려워서 잘 수가 없다**

막 잠들 무렵 다리가 가렵거나 저리거나 쑤시는 일은 없는가? 아내(또는 남편)에게 자면서 잘 찬다는 비난을 받은 적 없는가? 그렇다면 의사에게 상담을 받아야 한다. 사지 가려움 증후군은 '통상적인 수면 개시에 앞서서 자신도 모르게 다리를 마구 움직이고 싶어지는 수면 장애'이다. 증상으로는 불쾌감, 가려움, 저림, 찌르는 듯한 통증 등이다. 환자가 다리를 움직이면 그 감각은 일부 내지 완전히 없어지지만 움직임을 멈추면 또다시 시작된다. 밤이나 낮이나 주기적으로 무의식적으로 손발을 움직이게 되는 경우도 많다. 그리고 극도의 불안감과 우울증을 동반하는 일도 적지 않다.

62세 여성은 15년에서 20년 남짓을 쉽게 잠들지 못하고 계속해서 다리를 움직이는 증상으로 시달려 왔다. 다리에 벌레가 기어다니는 듯한 가려운 느낌이 들고 다리를 움직이지 않고 견딜 수가 없다고 한다. 자려고 누우면 눈이 초롱초롱해지는 일이 많다. 일주일에 몇 날은 잠드는 데 30분 이상이나 걸렸다. 가려우면 다리를 움직이지 않고는 견딜 수 없게 되어, 일어나서 다른 방에 가서 책을 읽기도 한다. 자지 못하는 게 두려워 침대로 돌아가기가 무섭다. 그런 밤에는 충분히 자지 못하고 눈을 뜬 채로 누워 있거나, 책을 읽으면서 4시나 5시가 되어 겨우 잠에 빠진다.

그러나 자지 못하는 게 아닐까 염려하는 것은 악순환만 반복될 뿐이다. 염려하면 할수록 잠에 빠지는 시간이 길어진다. 그리고 침대에 누워 있는 시간이 늘어나면 더욱더 가려운 증상으로 괴로워진다.

전 인구의 5~15퍼센트가 사지 가려움 증후군을 갖고 있다. 보통 중년기에 발병하고 고령자인 경우도 있다. 일반적으로 여성 쪽이 많다. 임산부, 류마티스 관절염, 빈혈증인 사람이 발병하기 쉽다.

시네메트, 팔로델, 클로노핀 같은 처방약과 긴장 이완법 등의 치료법이 있다.

주기성 사지운동장애

▶ 수면 중에 손발이 똑같은 동작을 반복한다

아내(또는 남편)에게 밤중에 갑자기 다리를 움직인다는 소리를 들은 적이 없는가? 그리고 푹 자기가 힘들지는 않는가? 주기성 사지운동장애에 걸리면 수면 중에 손발이 같은 동작을 반복하게 된다. 보통은 다리에 증상이 나타나며 발뒤꿈치와 무릎, 때로는 허리가 조금 휘어지기도 한다. 그래서 눈이 번쩍 떠지기도 하지만 수면무호흡증처럼 당사자는 수면이 불안정하다는 것을 알지 못하고, 낮이면 어째서 피곤한지도 알지 못한다. 또한 함께 자는 사람의 수면을 방해한다.

주기성 사지운동장애는 폐쇄성 수면무호흡증과 나르콜렙시, 불면증을 수반하고 사지 가려움 증후군과 흡사하다. 60세 이상의 약 34퍼센트가 이 장애에 걸린다. 치료는 사지 가려움 증후군과 같다.

과수면증

▶ **밤 수면시간이 아주 길고, 낮에도 졸음에 시달린다**

하루 종일 조는 느낌은 없는가? 폭식하지는 않는가?

과수면증이란 수면이 지나친 것을 말한다. 밤에 자는 시간이 너무 길거나 혹은 낮이면 지나친 졸음 때문에 괴롭다. 증상의 차이에 따라 다음과 같이 3가지로 나뉜다.

1. 반복성 과수면증(클라이네-레빈 증후군을 포함한다)

몇 주일 동안 주기적으로 과수면증 증상이 나타나는 것을 말한다. 심하게 자는 것은 폭식과 성적활동항진 때문일 가능성도 있다.

2. 원발성(원인은 모른다) 과수면증

원발성 과수면증은 나르콜렙시와 유사하지만 탈력발작증은 없다. 낮 동안에 지나친 졸음을 느끼거나 적절하지 못할 때 잠들어 버리는 것이 특징이다.

3. 외상 후의 과수면증

외상 후의 과수면증은 머리를 다쳤을 때 일어난다. 보통은 두통과 집중력과 기억력 저하와 같은 외상으로 오는 두뇌의 기능장애를 수반한다. 보통 기능장애 직후에 시작되는데 경우에 따라서는 6개월에서 18개월이나 지나고 나서 나타나는 일도 있다.

4. 정상적인 과수면증

그냥 많이 자는 사람도 있다. 정상적인 과수면증, 즉 수면시간이 특별히 긴 경우이다. 동년배의 평균보다 길게(보통 10시간 이상) 자지 않으면 충분히 쉬었다는 느낌이 들지 않는다. 정상적인 과수면증이 문제가 되는 것은 수면 패턴이 주간 스케줄에 맞지 않을 때뿐이다.

보통 때보다 길게 자야 하는 장면자(長眠子)가 있는 반면 매일 밤 5시간 이하밖에 안 자도 충분히 원기를 회복하는 단면자(斷眠子)도 있다. 양자는 모두 정상이다. 그렇지만 대부분의 사람은 그런 행운을 갖지 못했다. 수면 시간이 긴 사람도 짧은 사람도 인구에 차지하는 비율은 매우 적으며 스스로는 바꿀 수도 없다. 원기를 되찾는 데 필요한 수면량은 유전자가 결정하기 때문이다.

수면상 후퇴(혹은 전진) 증후군
▶ 생체 시계가 사회생활의 리듬에 맞지 않는다

자는 것도 깨는 것도 너무 이르지는 않는가? 그렇다면 생체 시계가 당신이 원하는 수면·각성 스케줄과 동조하지 못해서일 수도 있다.

수면상 후퇴 증후군은 자는 시간과 일어나는 시간이 원하는 것보다 더뎌지거나, 일단 잠들어도 수면을 지속하기가 어려운 상태를 말한다. 학교나 사회생활의 스케줄과 생체리듬 탓으로 사춘기 학생 대부분이 이 증후군으로 인해 힘들어한다.

사춘기 학생은 교제나 방과 후의 아르바이트를 줄여 가면서까지 푹 자려고 하지는 않는다. 밤 늦게 잠자리에 들지만 아침에는 수업 때문에 또 일찍 일어나야 한다. 그 때문에 하루가 시작되어도 몇 시간은 좀비 같은 상태가 된다. 교대근무 노동자, 늦게까지 공부하는 대학생, 시차를 적응하지 못하는 여행자 등도 수면상 후퇴 증후군에 걸리기 쉽다. 정해진 시간에 자고 일어나는 것은 말할 나위도 없다.

수면상 전진 증후군은 수면상 후퇴 증후군과 전혀 반대이다. 수면상 전진 증후군 환자는 저녁 시간에 잠들어 아침 일찍 눈을 뜬다. 새벽이 밝기 전인 경우도 많다. 수면상 전진 증후군도 수면상 후퇴 증후군도 수면시간이 일이나 약속과 안 맞을 때만 문제가 된다.

이 두 가지 증후군은 밝은 빛(2,000에서 10,000룩스)을 사용한 광요법이 가장 효과적이다(룩스는 조명도의 단위. 사무실 조명도가 200에서 500룩스. 구름 낀 날의 하늘이 10,000룩스 정도). 수면상 후퇴 증후군 환자는 아침에 일어나면 곧바로 햇빛을 쪼이고, 밤에는 밝은 빛을 쪼이지 않도록 한다. 수면상 전진 증후군인 경우에는 이른 저녁 시간에 낮과 같은 정도의 밝은 빛(식물을 키우는 데 사용하는 램프와 같은 정도)을 쪼인다. 두 경우 모두 아침에는 침실을 어둡게 해둔다. 눈을 자극하지 않고 올바른 치료 스케줄을 만들기 위해서 치료를 시작하기 전에는 반드시 수면 전문가에게 상담한다.

수면시 수반증

▶ 자는 동안에 일어나는 이상증상은 특히 주의

수면시 수반증은 수면과는 직접적인 관계가 없지만 대부분이 자는 사이에 일어나는 신체적인 이상이다. 렘수면 행동장애, 야경증, 몽유병, 이갈이, 야뇨증, 유아돌연사증후군(SIDS) 등이 있다.

1. 렘수면 행동장애 - 꿈에서 본 대로 행동한나

꿈 내용대로 움직인 적은 없는가? 자신이나 옆에서 자는 사람에게 상처 입힌 적은 없는가? 혹은 침대에서 뛰어 나가거나 무서운 꿈을 꾼 적은 없는가? 렘수면 행동장애인 사람은 실제로 꿈에서 본 대로 행동하려고 한다. 발로 차거나 손으로 때리거나 차거나 침대에서 뛰쳐나가거나 함께 자는 사람을 상처 입히는 일도 있다.

신혼 중이던 한 영국인 남성은 갱단에게 쫓기는 꿈을 꾸다가 옆에서 자고 있는 아내를 총으로 쏜 사건도 있었다.

61세 된 어떤 남성은 꿈속에서 하는 행동들을 생시에도 똑같이 하는 일이 빈번했기 때문에 전문가 진단을 받게 되었다. 이 남성은 퇴직한 경관으로 언제나 범인 체포나 범인과 격투하는 내용의 꿈을 꾸었다고 한다. 범인의 팔을 꺾거나 묶어두는 경우도 있었고, 환자의 이러한 행동 때문에 아내가 다친 적도 있다고 한다. 침실 창 밖으로 나가려고 한 적도 있었고, 화장실에 있는 꿈을 꾸고는 실제로 침대에서 소변을 본 적도 몇 번이나 있었다. 침대에 들어가는 시간은 11시경, 증상이 나타나는 시간은 오전 1시 15분경과 4시경이다. 한 주에 2회나 4회의 비율로 일어나며 언제나 폭력적이었다.

76세 된 어떤 여성은 세 번의 꿈을 계기로 전문가 진단을 받게 되었다. 처음에는 기차에게 쫓기는 꿈이었다. 환자는 침실 벽에 돌진해서 머리에 상처를 입고 겨우 눈을 떴다. 두 번째는 아들에게 전화하는 꿈으로, 눈을 떴더니 정말로 침대에서 일어나 전화하고 있었다. 마지막으로는 집에 도둑이 들어온 꿈이었다. 꿈에 반응해서 도망치려고 침대에서 뛰쳐나가다가 가구와 램프를 넘어뜨린 것이다. 이 환자는 처음에 정신과의사를 찾았다. 그럴 수밖에 없는 것이 자신은 미쳤다고 생각했기 때문이다. 자신을 심하게 다치게 하거나 침실 창으로 뛰어 나가는 게 아닐까 겁을 내고 있었다.

인간은 보통 꿈대로 행동할 수는 없다. 렘수면 동안에는 뇌의 일부가 팔과 다리를 움직이지 못하도록 하기 때문이다. 단 호흡은 가능하며 눈도 움직일 수 있다. 그렇지만 보통은 동작을 억제해야 할 기능이 어떤 이유로 작동하지 않는 사람이 일부 있다. 특히 60세 이상의 남성에게 많다. 렘수면 행동장애에 걸릴 확률은 나이를 먹음에 따라서 높아지며 남성이 여성보다 더 많다.

렘수면 행동장애는 클로노핀과 같은 약으로 치료할 수 있다. 환자는 자는 장소를 가능한 한 안전하게 하도록 해야 한다. 창을 닫고 뾰족한 물건이나 다치기 쉬운 것은 침대에 두지 않아야 한다.

2. 야경증 - 자다가 갑자기 가위에 눌려 눈을 뜬다

당신은 밤중에 이유도 없이 가위에 눌려 눈뜬 적은 없는가?

갑자기 귀를 찢는 듯한 비명을 지르거나 큰 소리로 울부짖으면서 서파수면에서 갑자기 눈을 뜨는 것이 바로 야경증(夜驚症)이다.

깨어 보면 옷이 흠뻑 젖도록 땀을 흘리고 있으며 심한 공포심을 느낀다. 꿈이나 악몽은 아니다. 잘 때 갑자기 패닉(공황)에 빠지는 것이다. 야경증은 악몽과 같이 꿈으로 인해 생기는 공포는 아니며 왜 그렇게 두려운지 환자 본인은 모른다.

야경증은 렘수면 사이에 일어나는 것이 아니기 때문에 억제할 수가 없다. 동시에 수면시 돌아다니는 일조차 있다. 야경증 환자는 자신과 함께 자는 사람을 심하게 다치게 하기도 한다. 어떤 남성은 다른

집에 있던 노인 두 명에게 폭력을 휘둘렀다는 혐의로 고발당했다. 딩 사자는 그 사실을 전혀 기억하지 못하며 야경증이 나타났을 때 한 행동이라고 주장했다.

야경증이 있는 사람이라면 스트레스와 수면 부족, 심지어 침대가 바뀌기만 해도 증상이 나타나는 일이 있다. 주로 나타나는 것은 4세에서 12세의 소아기로, 보통 사춘기가 되면 나타난다. 약 15퍼센트의 소아와 사춘기 청소년이 야경증을 경험하는데 남자에게 흔히 나타나며 유전된다. 발육 중인 신경계에 그 원인이 있다고 생각하고 있다.

야경증은 보통 약물요법과 운동을 하거나 적절한 수면을 취하면 치유된다. 당신과 당신의 자녀가 야경증에 걸렸다면 곧바로 전문가에게 상담을 받아야 한다. 반드시 치료할 수 있으니까 말이다.

3. 몽유병 - 깊이 자는 상태에서 돌아다닌다

혹시 당신은 꿈꾸면서 걸어다닌 적은 없는가?

몽유병은 서파수면 중에 일어난다. 침대에서 벌떡 일어나는 일은 약한 경우이지만 돌아다니거나 미친 듯이 뛰어다니는 등 그 범위가 아주 넓다. 깨어 있는 것처럼 보이지만 본인 스스로는 깊이 자고 있는 것이다. 눈은 크게 열려 있고 동공은 확장된 채 돌아다니면서 말을 하는 일도 있다. 야경증을 수반하는 일도 있고 그렇지 않을 때도 있다.

자면서 돌아다니는 사람은 꿈대로 행동하는 것은 아니지만 믿을 수 없는 행동을 하는 일도 있다. 자는 채로 쇼핑하는 사람도 있고, 비행기를 타고 먼 곳까지 가는 일도 있다. 또 음식을 만들기도 한다.

어지간히 위험한 상황이 아니면 깨우지 않는 것이 좋다. 깨우려고 해도 쉽게 눈을 뜨지 않을 것이다. 한 남자는 자기 몸을 침대에 묶어 둔 예가 있었다. 끈으로 묶어두면 돌아다니지 않고 깨어날 수 있다고 생각한 것이다. 그러나 이 남성은 침대를 매단 채 돌아다녔다고 한다. 만약에 그런 사람을 깨우려고 하다가는 불의의 사고가 일어날 우려가 있다. 깨우지 말고 친절하게 침대로 데리고 가거나 그냥 그 자리에서 옆에 있게 하는 것이 가장 좋다.

고열과 수면 부족, 심한 감정변화 등이 계기가 되어 몽유병이 생기는 일도 있다. 10~15퍼센트의 아동(5세에서 12세)이 한 번은 몽유 증세를 보이기도 한다. 증상이 나타나는 것은 30초에서 30분 정도이고, 보통은 하룻밤에 한 번밖에 일어나지 않는다.

몽유병은 본인은 물론 옆에 있는 사람을 다치게 하는 일이 있다. 벽이나 가구에 부딪쳐서 넘어지거나 상처를 입히는 일이 많아 부모는 안전에 신경써야 한다. 드물게는 살인이나 자살할 만큼 심각한 경우도 있다.

몽유병은 유전하는 병(같은 가계에서 발병하기 쉽다)이며, 뇌의 일부가 미발달해서 일어난다고 보고 있다. 보통은 치료하지 않아도 뇌가 성장을 끝냈을 때 자연스럽게 치료된다. 따라서 특별히 병원 치료를 받을 필요는 없다. 단, 주위 환경을 안전하게 신경 쓰면 된다.

4. 이갈이 - 가장 큰 원인은 스트레스

85~90퍼센트의 사람이 자는 사이에 이를 갈아본 적이 있고, 5퍼센트 정도는 습관이다. 이갈이는 치아가 나올 때 반드시 일어나는데 정상적인 유아들 중 절반에게서 보이며, 치아를 다치거나 측하악관절

(TMJ) 장애를 일으키거나 안면 통증의 원인이 된다. 그리고 옆에 자는 사람에게도 피해를 입힌다.

이갈이를 방지하는 방법은 몇 가지가 있다. 예컨대 치과의사가 고안한 플라스틱제의 치아 보호장치와 교정기구를 사용하는 방법도 있다. 긴장완화법도 효과가 있다. 자는 사이에 이를 갈거나 악무는 일이 있으면 반드시 치과의사에게 상담을 받도록 하자.

5. 야뇨증 - 5세를 넘어도 되풀이되면 치료가 필요

5세를 넘어서도 야뇨 증세를 보이면 질병으로 인정된다. 야뇨증은 어떤 수면 단계에서든 일어날 수 있으며, 낮에는 방광 활동이 정상적인 경우도 있다.

야뇨는 연령과 함께 감소하며, 12세에서 18세가 되어도 야뇨가 계속되는 것은 3퍼센트이다. 야뇨는 유전이며 양친이 야뇨를 한 적이 있으면 거의 77퍼센트의 어린이가 야뇨 증세를 보인다. 천부적으로 방광이 작고, 방광염, 알레르기, 폐쇄성 수면무호흡증, 대사와 내분비 이상 등이 요인인 경우도 있다. 세간의 상식과 달리 감정적 혹은 심리적인 원인으로 일어나는 일은 거의 없다. 감정적인 원인으로 일어나는 야뇨는 1퍼센트 미만이다.

수분에 반응하는 매트리스 커버와 방광이 가득 차게 되면 어린이가 눈을 뜨도록 되어 있는 하의 등이 판매되고 있다. 심신의 문제로 야뇨가 일어날 경우 그 원인을 없애면 증세는 사라진다. 경우에 따라서는 이미프라민과 초산데스모프레신 등의 약이 처방된다.

6. 유아돌연사 증후군(SIDS) - 예측 불가능의 돌연사

유아돌연사 증후군(SIDS)은 미국의 신생아와 유아 사망 원인의 제1위이며 수면장애 중 가장 비극적인 것이라고 할 수 있다. 정상분만으로 출생한 아기 1천 명 중 한두 명이 이 병에 걸린다. 누가 봐도 건강했던 유아가 자는 사이에 갑자기 사망하는 것이다. 호흡이 잘 안 돼서인지 혹은 심장 기능이 이상해진 것인지 그 원인을 잘 알지 못한다.

유아돌연사 증후군이 가장 일어나기 쉬운 것은 생후 10~12주 째이다. 유감스럽게도 유아돌연사 증후군을 예측할 방법은 없지만 다음과 같은 유아에게 일어날 가능성이 높다.

- 태어날 때 체중이 적으면 유아돌연사 증후군의 사망률이 10배나 높아진다.
- 쌍둥이나 세쌍둥이는 출산 시 체중이 정상이라도 유아돌연사 증후군으로 사망할 확률이 2배나 된다. 쌍둥이 중 한 명이 사망하면 남은 아이도 유아돌연사 증후군으로 사망하기가 쉽다.
- 형제자매가 유아돌연사 증후군으로 사망한 유아 또한 가능성이 2배에서 4배나 높다.
- 수면 무호흡증인 유아의 6퍼센트가 SIDS로 사망하고 있다.
- 흑인과 에스키모의 유아는 유아돌연사 증후군 사망률이 4배에서 6배나 높다.
- 유아돌연사 증후군은 저소득층일수록 많다.

유아는 호흡에 방해받지 않도록 똑바로 눕혀 재우는 게 좋다.

내과와 정신과적 장애를 수반하는 수면장애

▶ **불면의 원인은 다른 데 있다**

수면과 각성에 문제를 야기하는 내과적, 정신과적인 장애도 많이 있다. 정신병(정신분열증 등), 기분장애(흔한 것이 우울증), 불안성장애, 공황성장애, 알코올 중독증 등이다.

불면증이 심한 미국인 중 47퍼센트는 기분이 심하게 침체되어 있음을 알 수 있다. 우울증이 있는 사람은 수면 패턴의 이상과 더불어 기분 침체, 절망, 죄의식 등에 사로잡히는 일도 많다. 그중에는 일찍 잠에서 깨어나 더 자기가 어려운 사람도 있으며, 낮 동안의 스트레스를 피하기 위해 지나치게 자는 사람도 있다.

우울증 환자 대부분은 자신이 우울 상태에 있음을 모르고 그저 잘 수가 없다고만 호소한다. 일과 가족, 취미 등에 흥미가 없어지거나 절망감에 휩싸이거나 혹은 자살 충동이 느껴지면 우울증일 수 있다. 잘 수 없는 원인이 불면증이 아닌 우울증에 있다면 치료가 필요하다.

정신질환, 기분장애, 불안성장애, 공황성장애, 알코올 중독증의 치료를 받을 때는 반드시 주치의에게 수면 고민과 졸음에 대해 얘기해야 한다. 이 질환들의 처방 약에는 수면·각성 사이클에 영향을 주는 것이 적지 않기 때문이다. 행동요법과 새로운 약물요법은 효과적이지만 적절한 수면을 취해서 낮에 상쾌하게 깨어 있을 필요가 있다.

수면장애는 드문 일이 아니며 매우 심각한 것임을 잊어서는 안 된다. 도표 6-1은 전문가의 상담 여부를 판단하는 하나의 판단재료가 될 것이다. 이 장을 읽고 당신이나 당신의 주변 사람이 수면장애는 아닐까 생각한다면 우선은 수면의학 전문가에게 상담해야 한다.

쾌면에는 수면제가 필요 없다

그리고 가능하다면 수면제나 약은 사용하지 않는 게 좋다. 사실 약을 먹으면 잠오는 느낌은 들지만 실제로는 언제 깰지 모른다. 어떻게든 자연스럽게 자는 것이 가장 좋다. 지금까지 설명해 온 방법을 지킨다면 당신은 편안한 잠을 잘 수 있을 것이다.

어쩔 수 없이 수면제를 사용할 때는 최소량을 최소 필요한 기간, 이유가 확실한 경우에만 극히 신중하게 복용해야 한다는 것이 대부분의 수면전문가의 설명이다.

일반적인 경우 수면제는 효과적이다. 또한 시차병이나 교대근무로 괴롭다거나 사랑하는 사람을 잃었다거나 심하게 긴장되는 일이 눈앞에 다가오고 있다거나(많은 사람 앞에서의 연설은 죽는 일 다음으로 두렵다는 사람이 있다) 하는 불면의 원인이 분명할 때 사용하는 것은 효과적이다. 하지만 6개월 이상 계속되는 장기간의 불면증에는 결코 수면제를 사용해서는 안 된다.

그리고 수면제에 사용되는 성분에 따라 건강을 해치는 일도 많다. 따라서 처방제라면 의사와 약사의 지도, 시중 약이라면 패키지 설명서의 지시에 따르는 것이 중요하다. 특히 신경을 써야 하는 것은 수면제와 다른 약을 함께 복용하는 경우이다. 어떤 약은 수면제의 효과를 없애기도 하지만 그 반대도 있기 때문이다.

당신의 '쾌면도' 진단

아래에 제시한 것은 수면장애의 일반적 증상이다. 정도와 빈도수에 따라 10단계로 판단한다. 두 가지 이상 해당된다면 전문가 상담이 필요하다. 일정 기간이 지나도 치료에 효과가 없거나 낮에 졸음에 시달린다면 수면장애 전문가에게 진단을 받아야 한다.

● 증상   가볍다 1 2 3 4 5 6 7 8 9 10 심하다

1. 수면 중에 숨이 막히며 호흡이 멈춘다.
2. 코골이, 고혈압과 비만이 있다.
3. 누우면 다리에 벌레가 기어다니는 것 같다.
4. 운전하면 피곤하고 잠이 온다.
5. 수면 중에 갑자기 손발이 움직이거나 쥐가 난다.
6. 잠자다 깬다. 낮에는 피로하다.
7. 낮에 TV나 책을 보면 잠들어 버린다.
8. 자고 일어나도 피로하고 기력이 없다.
9. 불쾌한 꿈을 꾼다.
10. 집과 여행지에서 잠을 잘 못 잔다.

● 치료의 필요성

특별히 필요없음   가능한 한 진단 필요   반드시 진단 필요

※자료제공: 뉴욕시 몬테피오레 메디컬센터 수면각성장애연구소 소장 마이클J 소피 박사

※도표 6-1 〈뉴욕시 욘카즈, 미국소비자조합, 1997년 소비자 리포트〉

수면제의 절대금지 사항

1. 설명서와 주의사항을 무시하지 마라 – 특히 알코올은 엄금

지시된 양보다 많이 복용하거나 처방된 약과 시중 약을 함께 먹어서는 안 된다(의사에게 지시받은 경우에는 다르지만). 또한 수면제의 약효가 있는 동안에는 절대로 술을 먹어서는 안 된다. 그밖에도 정신에 영향을 미치는 약을 복용할 경우에는 특히 주의가 필요하다. 담당의사가 아닌 의사에게 다른 약을 처방받으면 반드시 담당의사에게 그 사실을 보고해야 한다.

2. 임산부는 절대로 먹어서는 안 된다

임신 중에 수면제를 복용하는 것은 좋지 않다. 태아에게 전혀 영향을 미치지 않는다고 입증된 수면제는 지금까지 한 가지도 없었기 때문이다. 게다가 수면제를 항시 복용하는 임산부는 수면제 중독에 걸린 아이를 낳을 가능성이 높다. 불면증에 걸리고 흥분하기 쉬우며 늘 불안정하고 손발이 끊임없이 흔들리는 금단증상을 보일 우려가 있다.

3. 수면제를 먹고 운전하지 마라

수면제는 보통 주의력이 필요한 행동능력을 약화시킨다. 따라서 차 운전 등 고도의 집중력이 필요하며 생명에도 지장을 줄 우려가 있음을 잊어서는 안 된다.

4. 의사의 진단 없이 복용하지 마라

수면제 복용 시에 또 한 가지 생각해야 할 것이 있다. 수면제를 먹으면 불면의 원인이 되는 의학적, 정신적인 이유가 은폐될지도 모른다. 잘 수 없거나 수면이 중단되는 현상 뒤에는 심각한 증상이 잠재되어 있는 것이다. 따라서 불면의 원인을 모른다면 먼저 의사의 진단을 받는 게 좋다. 그렇지 않으면 원인도 모르는 채 약에 의존하게 되기 때문이다. 게다가 수면제는 호흡기능을 저하시키며 수면 무호흡증과 관련한 질병을 악화시키는 경우가 있다.

효과가 강한 약에는 그 나름의 위험이 있다

수면제가 모두 똑같은 것은 아니다. 효과와 지속 시간, 체내에 흡수되는 속도, 부작용 등은 가지각색이다. 이 차이는 아주 중요하다. 즉 언제 복용하면 좋은지, 다음 날 기분이 어느 정도 상쾌해지는지, 어떤 부작용이 일어나는지 약에 따라 다르기 때문이다. 담당 의사에게 상담하면 당신에게 적합한 수면제를 처방해 줄 것이다.

다음 날 상쾌하게 깨어 있으려면 체내에서 대사되어 효력이 절반이 될 때까지 걸리는 시간, 즉 반감기가 짧은 약이 좋다. 반감기가 길면 그만큼 깊이 잘 수 있지만 효과 시간도 길어지고 다음 날 아침에도 졸음이 남기 때문이다. 약은 신중하게 골라야 한다. 효과를 억제한 약은 강한 것보다 안전한 경우가 많다. 따라서 효과가 없기 때문에 강한 약을 사용하려고 한다면 부작용도 그만큼 늘어난다고 생각해야 한다.

1. 가장 많이 처방되는 벤조디아제핀계 수면제

불면증 치료에 우선 처방되는 것은 주로 벤조디아제핀계 약이 많다. 비교적 안전하고 부작용도 거의 없지만 오랫동안 복용하면 내성이 생기거나(같은 효과를 얻기 위해 점점 양을 늘려서는 안 된다) 의존하게 된다(이 약이 없으면 잠을 못자게 된다).

벤조디아제핀계 약제는 신경안정제와 최면제로 취급된다. 약의 양에 따라 무엇에 효과 있는지 결정된다. 예컨대 바륨은 양이 많으면 수면제가 되고, 소량이면 항불안제가 된다. 의사가 처방하면 벤조디아제핀계 약제의 반감기와 흡수 속도가 자유롭게 조정되기 때문에 많은 사람에게 적용시킬 수 있다.

2. 약국 약이라도 부작용에 주의

의사 처방 없이 판매되는 수면제는 많은 비강 스프레이와 마찬가지로 대체로 항히스타민제이다. 이 약에 민감한 사람은 왠지 모르게 피곤해지는 부작용을 일으킬 우려가 있다. 의사가 처방한 약과 같이 약국 약도 주의해서 복용해야 한다. 반드시 설명서를 읽고 자신이 먹고 있는 약의 본질을 아는 것이 중요하다.

수면제에는 커다란 단점이 두 가지 있다.

첫째, 오랫동안 복용하면 내성이 생긴다. 즉 시간이 지남에 따라서 양을 늘리지 않으면 효과가 없어진다. 수면제에는 습관성이 있어 복용을 그만두기가 어렵다.

둘째, 2, 3일만 사용해도 복용을 멈추면 안 좋은 꿈을 꾸거나 복용 이전보다 불면이 심해지는 일이 있다.

요컨대 일시적 불면증에는 처방된 수면제든 약국 수면제든 안전한 양을 지키면 효과적이다. 하지만 되도록 수면제에는 의존하지 말고 이 책에서 설명하는 수면법을 실천하고 자연스럽게 깊은 잠을 잘 수 있도록 하는 게 좋다.

column

코를 고는 사람은 숙면을 취할 수 없다?

코를 곤다고 해서 반드시 수면무호흡증인 것은 아니다. 수면무호흡증 때문에 코를 고는 것은 백 명에 한 명 정도다. 그러나 성인의 경우 코고는 사람 중 30~40퍼센트가 수면무호흡증이다. 스탠퍼드대의 인터넷 사이트 〈쾌면〉에서 전문가는 이렇게 설명하고 있다.

'코골이는 수면 중에 호흡할 때(보통은 숨을 들이킨다) 연구개와 구개수(口蓋垂, 목 안쪽으로 내려가 있는 돌기)를 교대로 울리는 소리이다.'

'무호흡'이라는 말은 기도가 일시적으로(보통은 10초 정도) 완전히 차단되어 호흡이 이뤄질 수 없게 됨을 의미한 것이다. 호흡이 잠깐 동안 끊긴 뒤에는 보통 콧소리를 내거나 숨을 들이키려고 헐떡인다. 코고는 소리는 다른 사람이 잠을 잘 수 없을 정도로 커진다. 이렇게 되면 폐쇄성 수면무호흡증임은 틀림없다.

가장 일반적인 코골이(무호흡증 때문이 아닌 코골이)는 수면무호흡증과 같이 생명의 위험은 없으며 만성적인 피로의 결과도 아니다. 단 함께 자는 사람이 불면에 빠질 가능성이 있다. 90데시벨에나 이르는 이

소리는 국가가 인정한 직장 소음의 기준을 웃돈다.

똑바로 누워서 코를 곤다면 모로 눕혀 보는 것도 좋다. 예컨대 파자마 등에 주머니를 만들어 그 속에 테니스나 골프 공을 넣는다면 똑바른 자세로 잘 수 없게 된다. 그리고 코골이를 가볍게 하는 장치나 수술하는 방법도 있다.

수면무호흡증이 코고는 원인이 아닌 게 분명해질 때까지는 소리를 멈추는 방법을 시도해서는 안 된다. 심하게 코를 곤다면 의사에게 상담해서 수면무호흡증인지 아닌지 반드시 진단을 받아야 한다.

Power Sleep 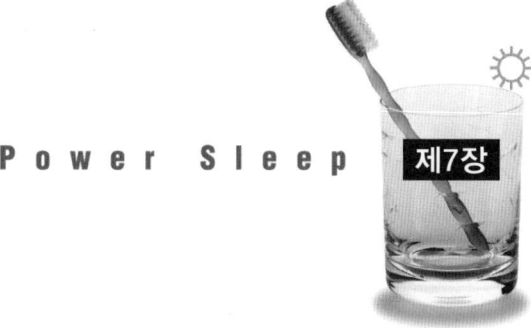 제7장

15분의 낮잠이
심신에 활력을 준다

사소한 시간 연구가 절대적인 효과를 낳는다

누구나 잠을 자지만 누구나 편안한 잠을 자는 것은 아니다.

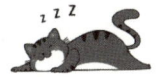

왜 낮잠이 필요한가 – 수면 리듬에는 2주기가 있다

인간의 몸은 밤에 충분히 잤어도 오후 중반쯤에는 잠이 오게 마련이다. 점심을 실컷 먹어서만 졸리는 것은 아니다. 원래 잠재되어 있던 졸음이 얼굴을 드러내는 것일 뿐이다. 점심식사 이후의 졸음은 식사를 했느냐 안 했느냐와는 상관없다.

윌리엄 디멘트 박사는 이렇게 말한다.

"자연의 법칙으로 보면 어른도 낮잠을 자는 게 좋다. 한낮의 뜨거운 태양열을 피할 수 있으니까 말이다."

디멘트 박사와 캐나다 수면 전문가인 로저 브로튼 박사, 펜실베니아대의 데이빗 딘지스 박사는 인간이 가지고 태어난 수면 리듬에는 2주기가 있음을 알아냈다. 밤이 되면 신체 온도와 긴장감이 떨어진다. 낮에도 밤만큼 크지는 않지만 똑같은 현상이 나타난다.

닌지스 박사에 따르면 "(주간의) 정해진 시간이 되면 잠이 오는 것은 본래의 인체 습관이다"라고 말한다. 한낮의 졸음은 밤 수면시간의 한가운데에서 약 12시간 후에 일어난다. 그 시간대에는 낮잠이 자고 싶어진다. 그리고 전날 밤 잘 못 잤거나 수면 부족이 누적되어 있으면 그 충동은 한층 강해진다. 오후 2시에서 4시 사이에 대낮의 어떤 시간보다 사고가 많이 일어나는 것도 그 때문이다. 멍한 상태에서 차를 운전하는 것보다는 낮잠을 자는 것이 좋다.

잠깐의 낮잠으로도 이런 효과가 있다

- 낮잠은 스트레스를 줄여 준다! 시에스타(스페인어로 낮잠을 의미) 습관이 있는 유럽과 라틴 아메리카 국민은 다른 나라 사람보다 한가롭고 여유롭다. 스트레스도 항상 북아메리카 사람들보다 적게 나타난다고 한다.
- 매일 30분간 낮잠을 자면 심장병 발병률이 상당히 낮아진다.
- 낮잠을 자면 집중력이 증가하고 정확한 판단이 가능해진다.
- 아침 기상 이후 8시간이 지나서 낮잠을 자는 것이 밤에도 적절한 수면을 취할 수 있으며, 20분 더 오래 자는 것보다 행동능력이 더 증가한다는 사실이 증명되었다.

15분에서 30분의 낮잠이 가장 효과적이다

낮잠은 15분에서 30분 정도가 좋다. 30분 이상을 자면 델타수면(숙면) 주기에 들어가 버린다. 델타수면에서는 눈뜨기가 어려울 뿐 아니라, 억지로 일어나거나 주기가 끝난 지점에서 눈을 뜨면 졸음이 심하게 남는다. 수면 부족이 심해서 30분 이상을 꼭 자고 싶다면 수면 주기가 한 바퀴 도는 1시간 반이 좋다. 단 이때는 밤 수면시간이 짧아질 수밖에 없다. 낮잠도 수면 시간의 일부라고 생각하는 게 좋다.

제프리 미드고 박사에 따르면 인간의 몸은 15분의 낮잠이면 충분하다고 한다. 왜냐하면 인체에는 회복시스템이 있어 활력을 되찾는 데는 그 정도의 시간이면 충분하고, 신경계를 쉬게 하면 전신이 회복되기 때문이다. 또 체력이 회복되면 기력도 회복된다.

낮잠을 잔다면 그것을 매일 습관화시키는 것이 좋다. 낮잠을 자다가 안 자다가 하면 생체 시계가 혼란스러워져서 밤 수면 패턴이 흐트러지기 때문이다. 주말에만 낮잠을 자도 효과가 없다. 이는 평소 과식과 운동 부족을 회복하기 위해서 주말에만 운동을 하거나 다이어트를 하는 것과 같다. 주말에 낮잠을 자는 것보다 매일 짧은 낮잠을 자는 것이 건강을 위해서는 훨씬 좋다. 평상시의 수면 부족을 보충할 생각으로 일요일 오후에 실컷 자게 된다면 그날 밤은 잠들기가 어려울 것이다. 그렇게 되면 생체 시계에 차이가 생겨서 새로운 일주일이 시작되는 월요일 아침 평소 시간에 일어날 수가 없다.

낮잠을 자고 싶어도 그럴 시간도 기회도 없는 상태에서 계속 일하게 되면 그 사이에 또다시 활기가 없어지는 것을 느끼게 된다. 특히 뭔가 흥미 있는 일을 하는 경우에는 졸음이 사라지는데, 이것은 생체 시계에 의해 일단 졸음에 이르렀으나 시계가 다시 올라가기 시작하기 때문이다. 단 기력을 되찾았다고 해서 더 이상 졸음이 안 쏟아지는 것은 아니다. 수면 부족을 해결한 것은 아니기 때문이다. 차를 운전하거나 TV를 보면 갑자기 잠들어 버리는 일도 있다.

그리고 오후 늦은 낮잠은 좋지 않다. 밤에 자는 시간이 늦어져서 생체 시계를 흐트려 놓으며 아침에 일어나기 힘들어진다. 밤에 잠들기가 어려운 고령자는 절대 낮잠을 자서는 안 된다. 불면이 악화될 뿐이다. 밤이 되면 피곤에 지쳐 푹 자는 것이 가장 이상적이다.

낮잠을 자고는 싶은데 잠이 안 오는 경우도 있다. 그렇다고 신경 쓸 필요는 없다. 그만큼 수면이 부족하지 않다는 증거이니까 말이다. 고민거리가 있거나 뭔가 흥분되는 일 때문에 잠이 안 온다면 몸에 힘을 빼고 명상을 하거나 누워서 눈만 감고 있어도 체력을 회복할 수 있다.

낮잠을 둘러싼 재판

낮잠을 자는 것은 자연스러운 일일까?

미국의 사법조직은 낮잠을 자는 것이 자연스러운 일이라고 공인했다. 어떤 사람이 자신의 변호사가 법정심리에서 낮잠을 잤기 때문에 재판에서 패배했다며 변호사를 고소한 일이 있었다. 그러자 판사는 판결문에서 "언제라도 누구든지 졸릴 때가 있다"라고 말했다.

천재 다빈치는 4시간마다 15분간 낮잠을 잤다

낮잠은 수면은행 계좌에 예금하는 일과 같다. 가령 여행을 가거나 파티 때문에 수면시간이 늦어질 것이라고 예상될 때는 낮잠을 자는 것이 좋다. 이러한 예방 차원의 낮잠은 두세 시간이 적합하다. 낮잠을 자 두면 그날 밤은 평소보다 몇 시간 늦게까지 활기차게 지낼 수 있다. 낮잠을 오래 자면 눈뜬 직후 30분 정도는 얼마간 졸음이 남는다. 이를 '수면습성'이라고 하는데 기력이 금방 다시 살아날 것이다.

예방 차원에서 하는 수면은 안 하는 경우보다 다음 날 훨씬 활기 있게 지낼 수 있음을 실험을 통해 증명했다. 실제로 낮잠을 자는 사람은 자지 않는 사람보다 30퍼센트나 활기가 있으며 마음에 여유가 있다. 오랫동안 낮잠을 자면 그만큼 밤에는 수면시간이 적어도 된다.

레오나르도 다빈치는 4시간마다 15분씩, 전부 1시간 반의 가수면을 해야 한다고 했다. 단독으로 오랜 항해를 할 때나 오랜 시간 항상 비상 태세로 있어야 하는 사람들(예컨대 화재나 지진 때 구조를 맡은 사람 등)은 가수면을 하게 되는데 짧은 시간의 낮잠이 상당한 효과가 있다.

커피 브레이크보다도 훨씬 효과적인 졸음 퇴치

직원이 업무 중에 자는 것은 회사 입장에서는 절대 환영하지 못할 일이다. 그런 직원은 자칫 경고를 당하거나 심한 경우 해고를 당할 수도 있다. 정말로 게으르냐 아니냐는 상관없다. 졸음에 시달리면서도 일을 강행하기 때문에 화를 자주 내며 실수나 사고를 일으키는 일이 많다. 그리고 심장발작이 증가하거나 위장 상태가 나빠지는 등 상당한 금전적 손해와 더불어 인명 손실을 발생시키기도 한다.

몇 백 년 전부터 오후 몇 시간은 일손을 멈추고 집에 가서 낮잠을 자는 것이 관례인 국가도 있었다. 하지만 낮잠은 이미 과거의 유물이 되었다. 공업화가 진행되고 직장에서 집까지 교통이 정체되면서부터는 사실상 낮잠은 그 모습을 감춰 버렸다.

커피 브레이크는 법률상 노동시간의 일부로 인정되고 있으며, 일시적으로 활기가 살아나는 느낌이 드는 것도 사실이다. 하지만 그것도 카페인이 효력이 있을 때의 일이며 그후에는 또다시 무기력해진다. 그리고 그날 밤에는 렘수면이 줄어드는 지장을 가져온다. 수면 부족으로 인해 졸릴 때는 어쩔 수 없이 카페인과 같은 자극이 있어야 한다. 하지만 그보다는 직접적인 해결책을 찾는 게 좋다. 커피 브레이크보다 훨씬 효과 있는 짧은 낮잠을 법률로 인정해야 하지 않을까?

수면 부족이 큰 손해를 초래한다는 사실, 인간이 가지고 태어난 수면 패턴에는 2주기가 있다는 사실을 모든 사회가 받아들이게 된다면 기업도 조금씩 생각을 바꿀 것이다. 낮잠을 인정하면 실수와 사고가 줄고 업무 능률이 올라가며 질병 예방도 되고 결과적으로 이익이 증가한다는 것은 분명한 사실이다. 낮잠을 자는 것만큼 생산량은 줄어들지도 모르지만 생산력이 향상되기 때문에 충분히 보완이 가능하다. 그렇게 되면 그 누구도 불평할 일은 없을 것이다.

현재 기업은 아침식사가 힘의 원천이라는 생각을 하고 있다. 나는 그 말을 인용해서 '낮잠은 힘의 원천이다'라는 말을 만들어 업무 중의 낮잠을 인정하도록 각계에서 활동하고 있다. 바야흐로 많은 기업의 관리직이 충전을 위해서 낮잠을 잔다는 사실이 조사로도 알려져 있다. 그렇게 바람직한 일을 왜 다른 사람들이 받아들여서는 안 되는 것일까? 요즘 딱딱한 의자를 대신해서 편안한 소파와 수면하기 적합한 가구로 채워지는 사무실이 많다. 공장에서는 간이 침대가 공장직원들의 낮잠 장소로 활용되고 있으며 그 효과도 뛰어나다는 결과가 나오고 있다. 직원들의 기력이 충만해져서 일도 척척 진행될 뿐 아니라 사고도 그만큼 줄어들고 있기 때문이다.

사무실에서 효과적인 낮잠

당신이 상사를 설득할 수 있거나 당신이 상사일 경우 사무실에서 낮잠을 자려면 어떤 방법이 있을까?

- 정신을 산만하게 하는 것은 모조리 제거한다! 가능한 한 전화벨을 꺼두고 창문을 닫고 조명을 끈다. 문 앞에는 이런 카드를 붙여 둔다. '지금은 에너지 충전 중', 혹은 '파워 보급 중'.
- 업무 전 커피는 한 잔만 마신다. 카페인을 너무 섭취하면 마음이 긴장되어 긴장을 풀 수가 없다.
- 자는 자세에도 신경 쓴다. 최근에는 사무실 낮잠용으로 디자인된 가구도 있다. 낮잠을 즐기는 중역용 의자 중에는 마사지기가 부착되어 있거나 머리 부분을 둘러싸서 어둡게 해주는 것도 있다. 침대로 바뀌는 책상, 마음이 편안해지는 음악을 들려주는 테이프 레코더와 알람시계를 조립한 의자 등도 있다. 거기까지는 안 가더라도 보통 등받이 의자가 있다면 그것으로 충분하다. 누울 수 있는 것이 최고 좋지만 차선책으로 의자 등받이에 깊숙이 앉아 다리를 올려도 좋다. 베개를 준비해 두면 기분 좋게 머리를 지탱할 수 있어 좋다. 혹은 책상에 엎드려 몇 분만 선잠을 자도 좋다.

- 자는 시간은 항상 같은 시간으로 정한다. 밤 수면과 마찬가지로 낮잠을 잘 때도 매일 같은 시간에 같은 정도만 자는 습관을 들이는 것이 중요하다. 사람은 대부분 아침에 눈을 뜨고 나서 8시간 정도 지나면 잠이 온다.
- 자는 날이 있어도 평소 낮잠 자던 시간은 휴식을 취할 것. 커피 브레이크를 하는 것보다 그쪽이 더 좋다.
- 시간은 제한한다. 15분에서 30분 정도가 가장 이상적이다. 일단 머리를 숙이면 깊은 잠에 빠져들어 몇 시간씩 자는 게 아닐까 염려하는 경영자도 적지 않지만 염려할 것은 없다. 낮잠 시간을 버튼으로 세트하기만 하면 되는 낮잠용 알람시계도 있다.
- 비행기를 타는 것은 그야말로 스트레스와 피로의 원천이다. 시차가 있는 지역으로 이동한다면 피로는 한층 더하다. 그때는 비행 중에 낮잠을 자는 게 좋다. 20분간 휴식하고 나면 그후 몇 시간은 능률도 좋아지고 정확한 판단을 할 수가 있다. 도착 전에 가볍게 눈을 감아도 좋다. 특히 도착 후 렌트카를 운전할 생각이라면 말이다.

현재 미국에서는 4천만 명이 직장 근처에 집을 두고 있다. 이중 상당한 비율의 사람이 낮잠을 잘 것이다. 이제는 어디에서 몇 시간 일하느냐가 아니라 어떤 성과를 내느냐가 중요한 세상이다. 낮잠을 환영하지 못하거나 집에서 낮잠 자는 사람들을 이상하게 받아들여서는 안 된다. 그리고 매일 습관이 되도록 해야 한다.

수면이 부족하다면 건강한 심신을 위해서라도 낮잠을 자야 한다.

column

낮잠을 즐긴 것으로 유명한 인사들

- 나폴레옹 보나파르트는 만성적인 불면증으로 3시간밖에 안 잤다고 한다. 대신에 낮잠을 즐겼다(게다가 NAPOLEON이라는 이름의 첫 3글자 'NAP'는 '낮잠'이라는 의미이다).
- 토머스 에디슨은 밤잠을 자는 대신에 낮잠을 잤다고 한다. 그는 수면은 '원시시대의 야만스러운 습관이며 진화에 역행하는 일이다'라고 말했다. 그래서 잠이 시간을 좀먹는다고 믿었기 때문에 밤에는 자지 않으려고 했다. 하지만 그도 자주 긴 시간의 낮잠을 잤다.
- 알베르트 아인슈타인은 낮잠을 자면 기력이 회복되어 창조적인 사람이 될 수 있다고 믿었다.
- 제2차 대전 중 윈스턴 처칠은 먼저 낮잠을 자고 나서 각료회의를 열었다.
- 케네디, 레이건, 클린턴 대통령은 낮잠을 자주 잔 것으로 유명하다.
- 살바도르 달리는 애용하던 팔걸이 의자에서 낮잠을 즐겨 잤다. 바닥에 금속 접시를 놓고 스푼을 쥔 채 잠을 잤다. 렘수면에 들어가서 근육 긴장이 느슨해지면 스푼이 손에서 떨어지게 되고 접시에 부딪히며 큰 소리를 낸다. 바로 그때 눈을 떴다고 한다.

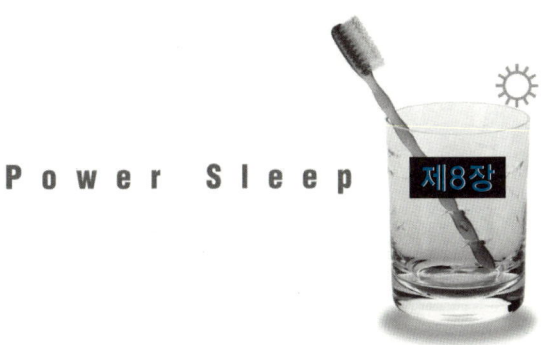

Power Sleep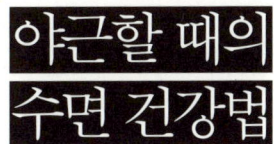

야근할 때의
수면 건강법

몸에 부담을 주지 않는 쾌적한 근무

쾌면은 집중력과 기억력을 향상시킨다!

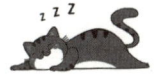

영원한 시차병

교대근무도 밤에만 일하는 경우가 있으면 낮, 밤, 심야로 근무시간이 바뀌는 경우도 있다. 교대근무 방법은 여러 가지이지만 가장 널리 채택되고 있는 것이 7일 교대제이다. 주간의 8시간 근무를 7일간 계속한 후에는 2일간의 휴가를 보낸 다음 7일간 8시간의 심야근무를 하는 방식이다. 그후 또 이틀간 쉬고 이번에는 8시간의 준야근무를 7일간 하고 이틀간 쉬는 방식이다. 하버드 의대의 마틴 무어와 에드 박사는 말한다. "이러한 생활은 일주일간 보스턴에서 보낸 후 파리에서 일주일간, 그리고 동경에서 일주일을 보내는 것과 같다."

즉, 이 방법은 교대근무자에게 영원한 시차병(時差病)을 보증하는 것과 같다. 여행을 떠나는 즐거움 같은 것은 전혀 없는데도 말이다.

인간의 생리에 대한 무모한 도전?!

교대근무를 도입할 당시에는 아무리 일하는 시간이 바뀌어도 인간의 몸이 거기에 적응할 것이라고 생각했다. 하지만 실제로 노동자는 인간의 몸이 별 탈 없이 버틸 수 있는 한도를 크게 벗어나서 일을 했다. 교대 근무를 하는 사람은 주간에만 주 40시간씩 근무하는 사람과 비교하면 연간 4백 시간 이상이나 노동시간이 많다(주 40시간 일하는 사람들의 10주 분의 노동량이다). 그리고 교대근무자의 절반 이상이 적어도 주에 한 번은 근무 중에 낮잠을 잔 적이 있다고 확인했다.

뇌가 잠을 원할 때 무리하게 기력을 깨워 일한다는 것은 불필요한 일이다. 몇 천년 진화의 과정에서 빛과 어둠으로 프로그램되어 온 수면·각성 사이클이 밤 근무와 교대근무, 불규칙적인 노동시간에 그렇게 쉽게 습관화될 리는 없는 것이다. 교대근무자와 같은 조건으로 기계와 기재를 움직인다면 반드시 고장을 일으키거나 사고가 날 것이 틀림없는 무모한 일이라고 질책을 받을 것이다.

이렇게 되면 실수와 능률 악화는 피할 수 없다

교대근무자는 항상 졸음에 시달려서 실수하기기 쉬우며 업무 능률이 나쁘고 생산력도 떨어진다. 주간 근무자보다 40배나 사고 당할 위험이 많다. 근무 중이든 고속도로에서든 가정에서도 마찬가지이다.

어떤 경관은 빨간 신호에 잠이 들어 뒤따라오던 차의 클랙슨 소리에 눈을 떴다고 한다. 최근 조사에서는 경찰관의 80퍼센트가 밤 근무 때 일주일에 한 번은 졸아본 적이 있다고 한다.

컨베이어 작업을 하는 노동자는 수면 부족으로 인해 의자에 앉은 채 잠이 든다. 졸고 있는 검사자 앞을 많은 결함품들이 빠져나가고, 피로에 지쳐 잠든 포크리프트 운전사는 포크리프트를 이곳저곳의 벽에 부딪치면서도 깨어나지 못한다.

야근에 지친 레지던트들은 진료카드를 쓰다가 잠들어 버린 적도 있다고 고백한다. 그중에는 수술할 때 환각을 본 사례도 있다. 그리고 그들 절반 가까이가 귀가 운전 중 앉은 채 잔 적이 있다고 한다.

우주왕복선 '챌린저호'의 비극

수면 부족으로 인한 금전적 손해는 연간 7백억 달러가 넘는다.

1986년 1월 6일, 우주왕복선 콜롬비아호는 피곤한 오퍼레이터 때문에 크나큰 비극을 맞이했다. 기술자들은 3일간 연속으로 밤 12시간이나 근무했다. 수면 부족이 심했던 오퍼레이터가 깜박 졸아서 발사 5분 전에 우주선의 외부 연료탱크에서 약 2천 킬로그램의 액체 산소를 배출해 버린 것이다. 다행히도 이때는 엔진 흡입구에도 문제가 발생해서 발사 31초 전에 중지가 되었다. 그러나 액체 산소의 배출을 알아차린 것은 계획이 연기된 후의 일이었다.

하지만 우주왕복선 챌린저호(발사 후 73초에 폭발, 탑승원 7명 사망) 탑승자들은 행운이 별로 없었다. O형 링이 발사를 이겨낼 수 없는데도 불구하고 NASA의 최고 매니저가 발사를 결정한 것은 수면 부족과 불규칙한 근무 탓이라고 생각한 전문가도 있다. 어쨌거나 세 명의 최고 매니저 중 두 명은 비극이 있기 전 3일간 총 3시간도 못 잤다고 한다.

휴일이면 피곤해서 녹다운되는 것이 현실

교대근무자는 근무시간이 항상 바뀌기 때문에 피로가 겹쳐 있어 주말이나 휴일을 맞이하면 그만 녹다운되어 버린다. 필요한 만큼 충분히 잔다거나 가정에서 서비스를 하는 것은 물론 사람들과 교제를 한다는 것까지도 도저히 불가능하다.

- 교대근무자는 아이들과 접촉할 시간을 갖기가 어렵다. 마침 집에 있게 되면 아이가 자고 있거나 학교에 가 있기 때문이다.
- 교대근무자는 배우자와의 성생활이 원만하지 못하고, 결혼생활에 지장을 초래하는 일도 드물지 않다.
- 교대근무자는 명절에도 근무를 위해 일찌감치 돌아와야 한다.
- 교대근무 쪽이 주간 근무보다 30~40퍼센트나 수입이 많아도 교대근무자는 업무 만족도가 낮으며 항상 주간 일을 찾는다.

담배와 카페인은 건강만 악화시킬 뿐이다

미국 수면장애협회에 따르면 교대근무로 인해 수면장애를 겪는 사람이 5백만 명이나 된다. 보스턴의 서커디안 생리학연구소 조사를 보면 교대근무자의 70퍼센트가 수면장애를 겪고 있다. 또 그들은 낮 근무자보다 평일에 한두 시간, 주말엔 서너 시간이나 수면시간이 적다.

교대근무자들은 술을 마셔야 잠이 온다는 경우도 많다. 그리고 졸음을 몰아내기 위해서 담배나 카페인에 의존한다.

21세 된 어떤 간호사는 주 5일간 심야에서 오전 8시까지 근무를 8개월간 계속하다가 수면마비를 일으켰다. 밤중에 눈을 떠도 15분간 일어나지 못하는 증상이다. 그녀는 주간에는 피곤에 지쳐서 3시간 반 정도 낮잠을 자고, 커피 4잔과 콜라 2잔을 마셨다고 한다.

다음은 교대근무자의 신체와 정신상태를 살펴보자.

- 교대근무자는 주간 근무자보다 건강이 좋지 못하다. 심장발작을 일으키기가 쉽고 혈관과 위장 질환에 걸리는 일도 많다. 그리고 기분이 자주 바뀌고 우울증에 걸리거나 정신장애를 일으키는 일도 적지 않다. 교대근무가 수명을 단축함을 증명한 조사도 있다.
- 교대근무는 정신상태에도 영향을 미친다. 신경이 긴장되어 화를 자주 내게 되며 이러한 경향은 연령과 함께 강해진다. 게다가 나이를 먹으면 젊을 때보다 수면을 지속하기가 어려워진다.
- 수면시간이 3시간에서 4시간이 부족하기 때문에 교대근무자의 바이러스에 대한 면역력은 50퍼센트나 떨어진다. 샌디에이고 군인병원의 정신과의사 마이클 아원 박사는 보통보다 늦게까지 깨어 있으면 바이러스와 싸우는 혈액 속의 내추럴 킬러 세포의 작용이 저하한다는 사실을 발견했다. 수면이 중단된다면 인체에 중요한 면역력 강화도 중단되어 버린다. 이것은 보통 수면 중에 이뤄진다.
- 소화기계의 질병과 당뇨병, 간질 지병이 있는 사람은 교대근무는 피하는 것이 좋다.

이렇게 대비하면 졸음을 줄일 수 있다

고용주가 다음 방법을 사용한다면 교대근무자의 졸음을 줄이고 업무에 만족감을 부여하며 최대의 생산량을 올릴 수 있다.

- 생체 시계와 일일리듬에 대해서, 그리고 쾌적한 수면의 중요성에 대해 직원들에게 교육시킨다.
- 교대근무의 주기를 바꾼다. 즉 근무자는 1) 3주간 이상의 주기로 근무시간을 변경하고, 근무시간이 바뀔 때는 그 사이에 이틀의 휴일을 가지며, 2) 교대는 시계방향으로 한다. 즉 일일근무, 준야근무, 심야근무의 순서이다.
- 적당한 휴식시간을 주고 휴식 없이 오랫동안 일을 시키지 않는다.
- 잠깐 동안 잘 수 있는 장소를 준비한다.
- 일터에 태양 빛 조명을 갖춘다.
- 야근 노동자의 숫자는 최소한으로 억제한다.

생체 시계에 적합한 수면향상계획

당신의 회사가 생체 시계에 적합한 교대근무 주기를 채택하고 있건 없건 낮이나 밤이나 만족스럽게 생활하기 위한 방법이 있다.

- 근무 시작 2시간 전에 낮잠을 자면 수면 부족을 보충할 수 있다.
- 근무시간이 바뀌기 전 휴일에 수면시간을 조절해 둔다. 가령 야근으로 바뀐다면 밤에는 늦게까지 깨어 있고 아침도 늦게까지 잔다.
- 운동을 해서 신체 컨디션을 조정한다. 운동을 하면 쉽게 피로하지 않으며 근무시간 변화에도 도움이 된다.
- 준야근무과 심야근무 때는 주간과 같이 밝은 빛을 쪼인다. 햇빛과 같은 빛(2,500룩스 이상)은 체내의 수면·각성 사이클을 조절한다.

- 근무시간이 같은 동안에는 매일 같은 시간에 식사나 간식을 먹는다. 이것은 생체 시계에 규칙성을 심어주기 위해서이다.
- 근무가 끝나기 30분 전부터는 카페인을 섭취하지 않는다. 카페인이 체내에 남아 있으면 잠이 잘 안 오고 자더라도 쉽게 깨게 된다.
- 근무가 끝나고 해뜬 후에 귀가할 때는 선글라스를 쓰자. 햇빛으로 생체 시계가 흐트러지고 수면사이클이 늦어지는 것을 막아 준다.
- 낮에 자야 한다면 업무 후 술을 마시지 않는다. 잠이 잘 오도록 술을 마시면 자는 사이 수면 주기가 심하게 흐트러진다. 그 결과 졸음 때문에 근무 중 카페인을 섭취하게 되고 악순환이 시작된다.
- 자기 전에는 긴장을 풀고 휴식하며, 항상 정해진 숙면 의식을 치른다. 잠시 쉰 다음 가벼운 식사를 한 후 잠자리에 드는 사람도 있다.
- 침실 환경에 신경 쓸 것. 방음을 위해 침실을 조용히 하고 가족과 친구에게 수면을 방해하지 말도록 부탁해둔다. 낮에 전화가 걸려오거나 집에 찾아오는 것은 보통 사람이 한밤중에 집 문을 노크하는 것만큼 괴로운 일이라고 친구들에게 미리 확실하게 알려둔다.
- 침실은 서늘하고 캄캄하게 한다. 낮의 밝은 빛을 차단하기 위해서 경우에 따라서는 두꺼운 커튼을 한 장 더 친다.
- 교대 근무 습관을 위해 인공의 태양빛 발생장치를 사는 것도 나쁘지 않다. 저녁이나 밤, 출근 전에 인공의 태양빛을 쪼이면 생체 시계가 조정된다.
- 의사와 치과 예약은 근무 상황에 맞춘다. 근무자가 정오에 예약하는 것은 주간 근무자가 밤중 3시에 예약하는 것과 같다.
- 그래도 문제가 있으면 전문가에게 상담한다.

column

'반시계 방향' 교대를
'시계 방향'으로만 돌려도 이만큼의 효과가 있다

- 인간의 생리와 생체 시계를 고려한 교대근무는 노동자의 심신을 건강하게 하며, 업무 능력을 크게 향상시킨다. 메사추세츠주 서커디안 생리학연구소의 마틴 무어, 에이데 박사에 따르면 스케줄에 따라서 생산력이 30퍼센트나 올라간다고 한다.
- 하버드 의대의 찰스 타이슬러 박사는, 모 회사에 교대근무를 시계 방향(일일근무에서 준야근, 그리고 심야근)으로 할 것과 1주간 단위에서 3주간 단위로 교대할 것을 권했다. 70퍼센트 이상의 노동자가 이 새로운 교대근무 쪽이 좋다고 했고, 수면과 위장이 훨씬 좋아졌으며 생산고도 20~30퍼센트나 향상되는 결과가 나타났다.
- 타이슬러 박사는 필라델피아 경찰도 생체 시계에 따른 교대근무 체제를 갖추도록 협력하고 있다. 그래서 교대 횟수를 3분의 1로 줄이고, 교대 로테이션을 반시계 방향에서 시계 방향으로 돌렸으며 연속근무 일수를 줄여 나갔다. 경찰들에 따르면 그 이후부터 푹 잘 수 있는 날이 4배나 늘어나 야근을 하다 잠들어 버리는

사례가 25퍼센트나 적어지고 있고, 기력이 29퍼센트나 향상했다고 한다. 또한 이전의 2년간에 비해 경찰차 운전 사고도 40퍼센트나 줄었다. 그리고 수면 부족을 해소하기 위한 수면제와 알코올 의존도도 줄었다.

• 교대근무 체제의 질이 높아지면 노동자의 생산능력과 의욕이 향상될 뿐 아니라 금전적으로도 절약할 수 있어 좋다. 어떤 정유소는 기존 체제에서 능률적인 체제로 바꾼 결과, 1년에 243만 7천 달러나 절약할 수 있었다. 세밀하게 들어가 보면,

- 잔업비가 줄어서 90만 달러 절약.
- 조작계의 대기시간이 줄어 60만 달러 절약.
- 정비시간이 줄어 50만 달러 절약.
- 7시간 교대의 관리기술 개선으로 27만 달러 절약.
- 상습 결근이 줄어 8만 6천 달러 절약.
- 후생비와 사고가 줄어 8만 1천 달러 절약

등을 들 수 있다.

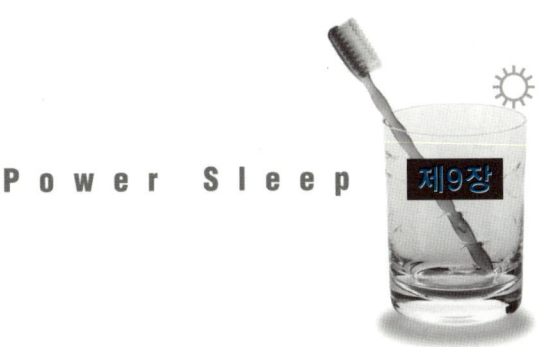

Power Sleep 　제9장

수면 전문가가 권하는 시차 적응법

업무 능률, 여행의 즐거움을 위한 방법들

쾌면은 빠른 두뇌회전으로 일과 공부에 자신감을 준다!

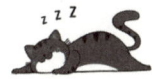

시차병(時差病)은 왜 일어나는가?

시차병은 단순히 여행으로 피곤해서 생기는 것이 아니다. 전문용어로 '일일리듬 수면장애'라고 불리는 이 현상은, 단시간에 복수의 시간대를 이동한 결과 체내의 복잡한 수면 사이클이 흐트러져서 일어나는 일이다. 생체 시계는 아직 출발지 시간으로 작동하고 있는데, 도착지에서 눈에 들어오는 시계침은 다른 시간을 가리키고 있다. 그 차이가 시차병을 일으킨다. 즉, 자신을 둘러싼 시간에 신체가 동조할 수가 없는 것이다. 몸은 활동하고는 있지만 기분이나 몸 상태는 그야말로 최악의 상태라고 할 수 있다. 비즈니스맨이라면 업무 의욕이 떨어질 것이고, 스포츠 선수는 민첩성이 저하된다. 그리고 관광객은 피로감 때문에 오랫동안 기대했던 휴가를 충분히 즐길 수가 없다.

시차병은 새로운 일이 아니다.

1919년에 대서양 무착륙 횡단비행에 처음으로 성공한 파일럿 존 올콕과 내비게이터 아서 브라운은 시차병을 경험했다. 올콕은 다음과 같이 말하고 있다.

"약 3,200킬로미터나 동쪽으로 향하는 비행은 일몰에서 일몰까지의 시간을 3시간 반이나 단축시켜 버렸다. 우리 몸은 캐나다의 뉴펀들랜드의 시간에 익숙해 있어 아침 7시에는 도저히 일어날 수가 없었다. 머릿속에서는 한밤중인 3시 반이라고 알고 있었기 때문이다.

미국 다이빙 팀의 금메달리스트 글렉 라우가니스는 1979년 모스크바 올림픽 대표선발대회에서 배면 다이빙을 하다가 10미터나 되는 도약판에 머리를 부딪쳤다. 본인은 시차를 적응하지 못했기 때문이라고 주장했다.

전미 풋볼 연맹인 서해안 팀은 월요일 밤 시합에서 동해안 팀을 이기는 일이 많고 득점도 높다. 이것은 홈 시합이냐 방문 시합이냐는 상관이 없다. 동부 표준시의 오후 9시에 시합이 시작되면 서해안 팀은 운동능력이 절정에 이르는 오후 늦은 시간 가까이 경기하는 데 있다.

전 국무장관인 존 포스터 달레스는 이집트의 아스완과 하이댐 논쟁에 관해 내린 결단은 자신의 정치가 생명에서 가장 큰 판단 실수의 하나이며 그때 이집트기의 여행으로 그만큼 피곤하지 않았다면 이집트 정부와 더 우호적인 입장을 취했을지도 모른다고 생각했다.

저명한 라디오 TV의 해설자 로웰 토머스는 업무 차 전 세계를 날아다니는 일이 많았다. 비행기나 선상에서 처음 생방송 영상을 보낸 것도 토머스이다. 그 빛나는 45년의 경력 중에서 그의 풍부한 바리톤 목소리는 몇 십억이라는 청중의 귀를 울린다. 그러던 그가 1963년 근육 경련, 극심한 피로, 실신 그리고 현기증 때문에 입원을 했다. 처음에는 심장발작이 아닌가 생각했으나 신체의 부조화는 시차에 적응하지 못했기 때문임을 스스로 깨달았다. 뉴스를 쫓아서 쉼 없이 전 세계를 날아다니고, 수개월에 적어도 2회는 24시간대를 거의 초월하기도 했던 것이다.

쉽게 넘길 수 없는 시차병의 6가지 증상

1. 한낮의 졸음
여행자의 90퍼센트가 낮에는 몸이 나른해지고 졸음이 온다고 호소한다. 도착지가 낮인데도 수면 충동을 못 이겨 자게 되고, 결과적으로 밤에는 잘 시간이 되어도 피로하지 않아 잘 수가 없는 것이다.

2. 불면
그 다음으로 많은 것이 불면이다. 밤잠을 못 자거나 잤다고 해도 깊은 수면과 렘수면이 적어진다. 몇 번씩 잠이 깨는 등 수면이 끊기기가 쉽다.

3. 집중력 저하
비행기로 여행하면 3분의 2 이상의 사람이 집중력이 떨어진다. 시차병이 심할 때는 일시적으로 기억을 잃는 일도 있다. 신경을 집중할 수 없으며 매사를 분명하게 생각할 수가 없다. 기억이 애매해지고 제대로 된 문장을 쓸 수가 없다.

4. 반응시간의 지연
반사활동이 둔해지는 일도 적지 않다. 특히 현지에서의 낯설은 교통 법칙에 대처해야 할 경우(평소와는 반대측 차선을 운전하는 것과 같은)에 문제가 된다.

5. 위장장애

여행자의 50퍼센트가 시차에 적응하지 못해 위가 불편하다고 호소한다. 식욕이 줄거나 생각지 않은 시간에 드는 공복감으로 위가 아프기도 한다. 보통은 잠들 시간에 식사를 하기 때문에 변비나 가슴앓이, 위궤양에 걸리는 일도 있다.

6. 그 밖의 증상

시차병으로 자주 화를 내거나 맥이 풀리는 일도 있다. 두통과 비뇨기계통의 이상, 월경주기의 변화 등도 있다. 쉽게 감기에 걸리거나 약에 효과가 없었다는 등의 증상도 보고되어 있다.

뉴욕과 런던, 어느 쪽이 시차 적응이 어려운가?

시차에 적응하지 못하게 되는 요인으로는 다음과 같다.

1. 통과하는 시간대의 숫자

3개 이상의 시간대(경선을 따라서 24로 분할된 동일 표준시를 이용하는 지대)를 넘으면 분명히 시차병이 나타난다. 넘는 시간대가 많을수록 증상이 심해진다.

2. 비행 방향

어떤 방향으로 비행하느냐에 따라 큰 차이가 있다. 동쪽으로(태양을 향해서) 날면 서쪽으로 향했을 때보다 시차병이 심해진다. 나는 거리가 같으면 서쪽에 비해 동쪽이 시차병을 회복하는 데 50퍼센트나 불필요한 시간이 걸린다. 원래 인간의 신체는 낮 시간을 늘리려는 경향이 있으며, 서쪽으로 향할 때는 거기에 역행하지 않기 때문이다. 이것은 생체 시계의 수면·각성 사이클이 24시간이 아니라 거의 25시간을 주기로 하고 있다는 증거이다. 북에서 남, 남에서 북으로의 비행은 시간대 변화와는 관계가 없기 때문에 시차병은 일어나지 않는다.

3. 연령

나이를 먹을수록 시차병의 영향을 쉽게 받는다. 3세 이하의 젖먹이 아기에게는 거의 영향이 없으며 어린이는 부모보다 쉽게 적응한다. 시차를 적응하지 못해 가장 괴로운 것은 고령자라고 한다.

4. 개성

시차에 적응을 잘 하고 못하고는 개인의 성격과 기질에 관계가 있다.

- 사교적이고 낙천적인 성격으로 여행할 때도 식사 때도 즐겁게 지내는 사람에게는 시차 영향이 적다.
- 어려운 상황에서도 냉정하게 받아들일 수 있는 사람이 생체 시계에 쉽게 적응한다.
- 서쪽으로 날아갈 때는 올빼미형이 아침형보다 적응하기 쉽고, 동쪽으로 날아가면 더 일찍 일어나는 아침형 쪽이 적응을 잘 하는 것 같다.
- 운동하는 습관이 있고 건강한 사람에게는 시차 영향이 적다.
- 규칙적인 생활(매일 같은 시간에 일어나고 식사하고 자는 생활)을 하는 사람은 불규칙한 생활을 하는 사람보다 시차병이 가볍다.
- 시차에 휘둘리지 않겠다는 결심이 오히려 시차 적응에 효과적인

경우도 있는데 마가렛 대처가 바로 그렇다. 대처 자신은 절대로 시차에 적응하지 못하는 법은 없다고 믿고 있었다고 한다.

5. 수면 부족

수면 부족이냐 아니냐로 시차병의 정도도 달라진다. 평소 잠을 잘 자는 사람은 시차병도 가볍다.

시차 적응을 위한 방법

한 제약회사가 여행자들을 대상으로 앙케이트를 조사한 결과 94퍼센트가 시차를 적응하지 못해 힘들다고 대답했다. 그러나 시차에 적응하기 위해 어떤 식으로든 수단을 취한 사람은 절반밖에 안 된다. 다음에 제시하는 것은 오랜 비행기 여행의 스트레스와 피로를 줄이고 시차병을 막기 위해서 생체 시계를 조정하는 방법이다.

1. 비행기 여행을 결정할 때의 주의점

- 가능한 한 이른 아침 비행편은 피한다. 비행장에 빠른 시간에 도착해야 하며 수면시간을 줄여서는 안 되기 때문이다.
- 가능한 한 수면을 충분히 취할 수 있는 시간에 도착한다.
- 야간편은 피한다. 시간과 호텔숙박료를 절약할 수 있을지도 모르지만 수면 부족 때문에 받을 기분과 컨디션, 그리고 활동 면에서의 영향을 생각하면 손실은 그보다 더 크다.
- 예약할 때 화장실, 조리실, 아기가 많은 자리에서 떨어진 자리를 부탁한다. 그리고 공석인 줄이 없는지 묻는다. 공석 3자리이면

침대 대용으로도 사용할 수 있기 때문이다.
- 출발 5일 전부터 생체 시계를 조절한다. 동쪽으로 향하는 비행편이면 빨리 자고 빨리 일어난다. 서쪽으로 향할 경우에는 늦게 자고 아침 늦게 일어난다.

2. 비행 중에는 이 점에 주의한다

- 자리에 앉으면 손목시계를 행선지 시간에 맞추고 그 시간을 머리에 입력시키자. 이는 목적지의 시간대에 적응하기 위해서다.
- 기내가 건조하므로 탈수가 안 되도록 수분과 주스류를 많이 마신다. 탈수를 일으키면 생체 시계 조절이 더뎌지기 때문이다.
- 알코올류는 가능한 한 피한다. 고도가 높아지면 알코올 흡수율이 올라가며, 고도가 높은 곳에서 마시는 2잔은 지상에서의 3잔과 같다. 알코올은 탈수상태를 악화시키고, 체내로 산소를 들이마시는 능력을 저하시킨다. 특히 렘수면을 흐트러트리고 자다가 깨는 일이 많다.
- 혈액순환이 잘 되도록 팔다리를 편다. 앉은 채로 양발을 수하물 위에 올리고 허벅지를 시트 가장자리에서 띄워 혈액순환을 촉진시킨다. 크게 심호흡을 해서 폐의 공기를 교체하고 혈액으로 산소를 보낸다. 머리 위의 짐칸에서 뭔가를 꺼내듯이 양팔을 위로 쭉 펴고 머리를 상하좌우로 움직여 목 근육이 뭉치지 않도록 풀어 준다.
- 콘택트렌즈는 빼는 게 좋다. 건조한 기내에서는 눈이 충혈될 우려가 있다.

- 비행 중 목적지 시간에 따라서 음식을 먹거나 잠을 잔다. 그리고 항공회사의 스케줄에 밀려다니지 않도록 한다. 비행기 밖은 낮이라도 목적지가 밤이면 영화와 식사는 잊어버리고 자는 게 좋다. 수면 안대나 귀마개(또는 헤드폰)를 끼고, 객실 승무원에게 미리 식사 서비스 때 깨우지 말아 달라고 부탁해 둔다. 수면시 체온이 내려갔을 때를 대비해 모포를 덮는다.

3. 도착한 첫날을 완벽하게 보내는 방법

- 도착하면 현지 시간에 따라서 식사를 하거나 잠을 잔다. 동쪽으로 날아가 생체 시계가 아직 밤중이라도 현지에서는 아침이라면 아무리 피곤해도 호텔에서 자서는 안 된다. 그렇게 되면 생체시계 조절이 더뎌지기 때문이다.

  호텔 관계자가 말하기를, 야간편으로 아침 일찍 도착한 여행자는 알람시계와 호텔 프론트가 깨우지 않으면 6시간에서 8시간씩 내내 자는 일이 흔하다고 한다. 이런 식으로 첫날을 보내서는 안 된다. 조금 괴로워도 첫날은 걸어다니고 조금 일찍 침대에 들어가는 것이 좋다. 현지의 밤시간에 푹 잘 수 있도록 몸을 피로하게 하는 것이다.

- 동쪽으로 비행해서 아침 일찍 도착하면 먼저 밖으로 나가자. 한낮의 빛은 생체 시계 조정을 촉진하는 자극제가 된다. 기내에 있으면 시차 적응은 더욱 힘들어진다.

- 서쪽으로 비행할 경우 생체 시계에서는 이미 밤인데 현지는 아직 오후라면 밖에 나가 오후 햇빛을 쪼인다. 이렇게 하면 생체

시계가 더뎌지고 현지 시간에 빨리 적응하게 된다. 서쪽으로 이동했을 때가 동쪽으로 향하는 것보다 습관이 빨리 들어 편하다. 앞에서 말했지만 이것은 타고난 일일 리듬으로서 하루 25시간에 가깝기 때문이다.

- 오랜 비행 후에는 가볍게 몸을 움직인다. 빠른 걸음으로만 걸어도 엔도르핀 농도가 올라간다. 이것은 근육의 긴장을 풀고 통증을 약화시키며 식욕을 북돋우고 낙관적이고 행복한 기분을 제공해 준다.

column

멜라토닌 광상곡

최근에 인체가 본래 가지고 있는 수면 작용물질을 합성한 수면보조제가 시판되고 있다. 그중에서 가장 주목을 모으고 있는 것이 멜라토닌이라는 호르몬이다.

멜라토닌은 어둠에 반응해서 뇌의 송과체에 분비되고, 신체 깊은 곳의 온도를 내리고 졸음을 촉진한다. 또한 수면을 촉진하면서 동시에 생체 시계를 조절하는 작용이 있다. 중독성은 없으며 부작용(예컨대 졸음)도 없다고 생각된다.

최근 연구를 통해 멜라토닌은 고령자의 불면을 경감시키는 효과가 있다고 확인되었다. 나이를 먹으면 자연스럽게 멜라토닌 분비가 줄어든다. 그래서 일부 연구자는 자연스러운 멜라토닌 분비와 비슷하게 하기 위해 천천히 용해되는 특별제 캡슐을 사용해 멜라토닌을 체내로 집어넣어야 한다고 주장했다. 이 캡슐은 양과 복용 시간을 조정하면 시차병을 가볍게 하는 효과도 있어 그 방면에서도 보급되고 있다.

예비실험에서 멜라토닌은 소량(0.1밀리그램) 복용이나 다량 복용(10밀리그램)이나 효과는 달라지지 않는다고 한다. 많다고 좋은 것이 아니라는 의미이다. 실제로 판매되고 있는 것으로는 1밀리그램이 최소량이지만 그래도 성인의 체내에 있는 멜라토닌 정상치의 3배나 된다.

멜라토닌은 '체내의 노화 시계를 늦추고 면역력을 높이며 세포가 파괴되지 않도록 보호하고, 종양의 성장을 늦출 가능성이 있는 호르몬일 수도 있고, 그렇지 않을 수도 있다'는 주장이다. 연구는 이제 막 시작되었으므로 단정지을 수는 없다. 오래 복용하면 어떻게 될지도 충분히 연구되지 못했다. 멜라토닌 등 마트에서 살 수 있는 약에 대해서는 제품순도 검사가 아직은 규정되지 않은 상태다. 멜라토닌을 몸속으로 들이는 것에 대해 낙관적인 평가도 있지만, 장기간에 걸친 연구 성과가 나올 때까지는 멜라토닌을 시험하는 사람은 예측 불가능한 위험에 스스로 몸을 내맡기는 일이므로 주의해야겠다.

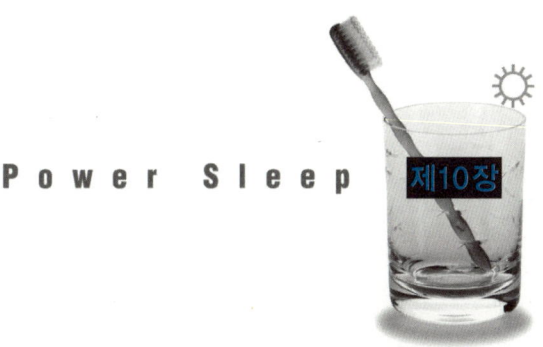

Power Sleep 제10장

가족의 편안한 수면을 위해

업무 능률, 여행의 즐거움을 위한 방법들

쾌면을 하면 좋은 남편, 좋은 아내가 될 수 있다.

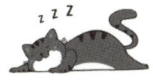

부모는 1년에 750시간이나 수면을 희생하고 있다

만약에 당신이 칭얼대는 아기 때문에 밤잠을 설치거나 밤샘을 하고 있는 상황이라면 어떻게 해야 할까?

한 가정에 아기가 태어나면 부모의 수면시간은 연간 400시간에서 750시간이나 줄어든다고 한다. 유아(1세에서 4세)의 약 30퍼센트는 밤 중에 적어도 한 번은 부모를 성가시게 한다. 그렇다고 우는 아기를 방관하거나 방음된 침실에 가둬둘 수도 없는 노릇이다.

그럴 때는 먼저 마음을 편하게 갖고 이 책에서 방법을 찾아볼 것을 권한다. 가장 좋은 것은 4장과 앞으로 11장에서 설명하는 이상적인 수면 법칙과 방법들이다. 이 방법을 실천한다면 당신도 아이도 푹 잘 수 있고 낮 동안에도 맑은 정신으로 활기차게 생활할 수 있을 것이다.

1. 신생아(출산일부터 4개월)

- **밤에는 아기를 흥분시키지 않고 놀게 한다**

신생아는 밤이 수면을 위한 시간임을 알지 못한다. 낮에 잠을 잤다면 밤 3시에도 활발하게 놀 것이다. 밤중에 젖을 먹이거나 기저귀를 갈아줄 때는 노래나 음악을 들려주거나, 큰 소리로 웃거나 조명을 켜서 아기를 흥분시키지 않도록 신경 써야 한다. 노는 것은 주간에만 하도록 한다. 그쪽이 아기를 규칙적인 생활 리듬에 빨리 적응시키는 방법이다.

- **밤 수유도 때로는 휴식을**

아이를 모유로 키우는 엄마도 피곤할 때는 가능하면 수유를 중지하고 밤에는 믿을 만한 사람에게 수유를 맡긴다. 밤에 깊은 잠을 자지 못하면 좋은 엄마의 역할을 하기가 힘들기 때문이다. 수면 부족은 기력과 체력에 커다란 영향을 준다. 아기가 성장해서 이유기가 되면 거기에 맞춰서 밤 수유도 줄여 나가는 게 좋다.

2. 유아(5개월에서 8개월)

- **정해진 시간에 자도록 가르친다**

아기를 가급적 규칙적으로 자고 일어날 수 있게 하고, 매일 밤 같은 시간에 침대에 눕힌다. 이는 주말도 마찬가지이다. 이로 인해 대부분의 아기는 밤사이, 때로는 8시간까지 계속해서 잘 수 있게 된다.

- **아기가 울어도 금방 달래지 않는다**

아기가 울 때마다 달려간다면 부모는 아기가 원하는 대로 움직여야 한다. 큰 소리로 울었을 때에만 반응한다면 더 큰 소리로 우는 게 아기들이다. 한밤중에 울어도 들여다보지 않는 게 좋다(단 아기가 현재 안전하며 기저귀가 젖지 않았을 경우에만). 몇 분이 지나면(괴로운 것은 알지만) 울음을 멈추고 아기는 금방 또 잠에 빠져들 것이다.

- **이가 날 무렵에는 아프지 않는지 살핀다**

이가 날 때 통증 때문에 잠을 못 자는 경우가 있다. 이때는 계속 방치해 두어서는 안 된다. 아기가 치통 때문에 잠을 깬다면 안아서 달래주어야 한다. 일주일간 이상 잠들지 못하는 날이 계속된다면 염증을 억제하고 일시적으로 통증을 억제하는 약을 먹이는 게 좋다.

3. 걸음마를 시작한 아기(9개월에서 18개월)

- **기분 좋게 잘 수 있게 배려한다**

날이 밝아졌을 때 문을 열어 두면 유아는 대부분 안심을 한다. 침실 온도는 18도 정도로 한다. 너무 덥거나 추워도 정상적인 수면리듬을 흐트러트리게 된다.

- **애정은 표현하되 과잉보호는 하지 않는다**

유아가 처음 분리 불안을 경험하는 것이 이 무렵이다. 그 결과 많은 아기가 부모의 관심을 끌기 위해 푹 자려고 하지 않는다. 아기를 안고 천천히 흔들어 주면 안심하고 잠에 빠져든다. 그러나 아기가 잠이 안 든 사이에 방을 나가는 게 좋다. 그래야 아기가 어리광부리느라 잠 안 자는 악순환을 피할 수 있다.

- **봉제 인형을 안겨 재운다**

밤에는 인형이나 동물 인형을 안겨 재운다. 밤중에 눈이 떠도 친숙한 장난감이 옆에 있으면 아기는 안심한다.

4. 취학 전 아이(2세에서 5세)
- **짜증 예방을 위해 낮잠을 재운다**

아이는 낮잠을 자지 않으면 오후 늦게 자고 나서 짜증을 부리는 일이 있다. 한낮에 낮잠을 재우면 예방할 수 있다.

- **수면 의식을 갖는다**

수면 의식은 어린아이에게 안도감을 준다. 자는 시간에는 부모가 정해야 하지만, 어떤 잠옷을 입을 것인가, 어떤 그림책을 읽을 것인가, 어떤 자장가를 부를 것인가 아이에게 정하게 한다.

- **무서운 TV나 영화는 무서운 꿈을 꾸게 한다**

이 연령의 아기는 자주 무서운 꿈을 꾼다. 무서운 영화, 특히 어린 아기가 나오는 것은 보게 하지 않는다. 이 나이에는 아직 현실과 공상을 구별하기 어렵기 때문이다.

졸음에 시달리는 사춘기 아이와 부모를 위한 조언

피곤에 지친 사춘기 아이가 있다면 부모 또한 스트레스가 쌓이게 되고 수면 부족이 심해진다. 사춘기 청소년은 아동보다 수면시간이 짧은 게 좋다는 것은 잘못된 상식이다. 사춘기 아이의 수면시간은 사춘기 이전보다 많아야 한다. 이 시기는 아이에서 어른으로 바뀌는 시기이며 심신이 모두 크게 변화하기 때문이다.

사춘기 청소년이 하루를 활기차게 보내기 위해서는 사실 10시간 이상 자야 한다고 주장하는 연구자도 있다. 하지만 현실은 평균 6시간 정도이고 4시간 수면도 적지 않다. 수면 부족과 기력은 따로 생각할 수가 없기 때문에 이것은 심신을 모두 쇠약하게 하는 것과 같다.

코넬대와 스탠퍼드대의 조사에 따르면 주간에 상쾌한 기분으로 지내는 학생은 겨우 1퍼센트밖에 안 된다고 한다. 마치 수면제를 먹은 학생들이 고교와 대학 캠퍼스를 휘청거리며 걷고 있는 식이다. 그들은 불쾌감과 무기력은 물론이고 학습의욕도 부족하며 학습능력도 없다. 기억력, 집중력, 커뮤니케이션 능력, 판단력, 창조력, 사고력 등에 상당한 영향을 받고 있다.

사춘기 청소년들에게 능력을 한껏 발휘하도록 하기 위해서는 무엇보다 수면이 필요하다는 사실을 알게 해야 한다. 그렇지 못하면 부모가 애써 지불한 수업료도 불필요한 낭비에 지나지 않게 된다. 사춘기 청소년들을 만족스럽게 생활하게 하려면 4장과 11장에서 설명하는 적절한 수면을 취하게 해야 한다. 여기에서 특히 중요한 점들을 몇 가지 들어보자.

- **집중력, 기억력, 창조력을 높이기 위한 수면 시간**

한낮에 상쾌한 기분으로 깨어 있기 위해 10시간은 자는 게 좋지만, 7~8시간 자는 것도 좋다. 깊은 수면인 서파수면은 체력 회복을 돕고, 사춘기 성장과 발육을 촉진하며 바이러스 면역력을 높인다. 그리고 적절한 렘수면은 기분과 기억, 학습과 판단력, 창조력, 대화 능력, 재빠른 반응능력, 게다가 학교와 직장의 대인관계에 필요한 여러 가지 능력을 향상시킨다.

- **평일과 휴일에 관계없이 수면 · 각성 스케줄을 지킨다**

우선 밤에는 적절하게 잘 수 있는 시간을 정한다. 일단 정하면 학교에 가는 날이든 휴일이든 같은 시간에 일어나서 같은 시간에 자는 수면·각성 스케줄을 유지한다. 일주일간 계속하면 바쁜 사춘기 청소년이 필요로 하는 수면시간은 확실하게 짧아질 것이다.

- **일주일에 3회 이상 가벼운 운동을 한다**

일주일에 3회 이상 20분에서 30분간 운동하면 잠을 잘 자게 된다. 단 자기 전 운동은 피한다. 활동을 멈춰야 할 시간에 몸을 지나치게 흥분시키기 때문이다.

- **하루가 끝나갈 무렵에는 카페인을 섭취하지 않는다**

오후 6시 이후에는 커피와 콜라를 마시지 않는다. 초콜릿처럼 카페인은 극히 적더라도 밤 수면을 방해하기 때문이다.

- **술은 금물**

약간의 술이라도 수면이 부족한 사람이 마시면 운전 사고를 일으키거나 올바른 판단을 내리지 못하게 될 우려가 있다. 차 운전이나 술을 배운 지 얼마 안 된 젊은이는 피로할 경우 특히 그런 상황에 빠질 우려가 있다.

사춘기 청소년들은 모두 수면의 중요성을 이해해야 한다. 적절한 수면을 취하지 못하면 인생에서 성공을 기대하기는 어려워진다. 식사나 운동과 같이 수면은 심신의 건강에 빼놓을 수 없다.

나이를 먹어도 수면의 전체량은 달라지지 않는다

한 번이라도 고령자를 보살핀 적이 있다면 그들이 깊은 잠을 못 잔다는 것을 알게 된다. 나이를 먹으면 수면시간이 짧아지고 렘수면도 줄어든다. 물론 나이를 먹어도 젊은 시절과 똑같이 잠을 자야 하지만 나이와 함께 뇌가 변화하기 때문에 오래 잘 수 없다. 그래서 적어진 잠을 낮잠으로 보충하는 것이다. 그렇게 되면 그날 밤 또다시 잠이 안 오게 되고 도저히 악순환을 피할 수 없다.

연령과 함께 수면 패턴이 크게 변화하는 사람도 있지만 거의 변하지 않는 사람이 있다. 원칙적으로 나이를 먹어도 수면의 전체량은 달라지지 않는 것이 이상적이라고 할 수 있다.

나이를 먹으면 왜 잠이 안 오는가?

고령자가 밤잠을 못 자는 이유는 그 밖의 연령층과 기본적으로는 같다. 그러나 고령자는 요인이 몇 가지 있다.

1. 지병

고령자는 잠을 못 자거나 수면 지속을 방해하는 만성적인 심신 질환에 많이 걸린다. 전립선 비대증에 걸리면 배뇨 횟수가 많아지고, 치매는 착란 증세나 어둠에 공포심을 느끼는 증상(일몰증후군이라고 불린다)을 수반하기도 한다.

게다가 골다공증 때문에 골절을 일으키거나(특히 여성), 관절염과 혈관 질환으로 인한 통증은 수면을 방해한다. 고령자에게 특히 많은 우울증도 불면의 원인이 되기 쉽다.

2. 약물

나이를 먹으면 약물 작용이 강해진다. 미국에서는 65세 이상의 고령자가 인구의 13퍼센트인데, 처방된 약의 30퍼센트 이상은 고령자가 복용하며 대부분은 진정제나 수면제이다. 약효가 지나치면 종종 악몽을 꾸거나 잠을 못 자거나 과도한 수면에 휩싸인다.

3. 카페인과 알코올

고령자는 카페인이나 술에 영향을 잘 받는다. 저녁식사 후에 홍차를 한 잔 마시고도 밤새 자지 못하는 일도 있다.

4. 양로원이나 병원의 환경

양로원과 병원에서는 고령자도 충분한 수면을 취한다고 생각하기 쉽다. 하지만 유감스럽게도 그것은 사실과는 거리가 멀다. 캘리포니아대 존 슈넬의 조사에 따르면 양로원 입주자는 매일 밤 평균 32회의 큰 소음에 시달린다. 직원이 말하는 소리, 때로는 옆 사람 소리, 인터폰 소리, 문을 여닫는 소리와 다른 환자가 지르는 소리도 있다. 게다가 간호사는 약을 먹이기 위해 몇 번씩 환자를 깨운다. 무리하게 깨워서 먹이는 약이 수면제인 경우도 있는 것이다.

5. 피로

수면이 얕아지고 피로하기 때문에 일찌감치 잠자리에 들어가는 사람이 많다. 하지만 수면시간은 길어지지 않고 다만 잠이 빨리 깨게 되는 것이다.

6. 멜라토닌의 감소

나이를 먹으면 체내의 멜라토닌 분비가 감소한다. 멜라토닌에는 수면을 촉진하는 작용이 있기 때문에 나이를 먹어 멜라토닌 분비가 줄어들면 수면 패턴이 변해서 밤잠을 설치게 되는 일도 생길 수 있다.

고령자의 불면은 사소한 방법으로 개선할 수 있다

고령자의 수면을 촉진하기 위해서 주로 사용되는 것은 진정제와 진통제이다. 다만 부작용을 일으키기 쉬운 고령자를 위해서는 양이 과다하지 않도록 신경써야 한다. 더불어 부작용이 적은 방법도 검토되고 있다. 예컨대 라벤더 오일에는 뛰어난 진정작용이 있으며, 고령자에게 수면제와 같은 정도로 수면 촉진효과가 있다는 연구 결과도 있다. 효과는 같아도 부작용은 적다.

치매에 걸렸어도 친구나 가족은 알아볼 수 있다면 잘 때 친한 사람이 옆에만 있어도 의식장애나 밤에 대한 공포감이 줄어든다.

고령자의 불면은 '수면상 전진 증후군'의 일부이기도 하다. 고령자는 대부분 아침 일찍 잠이 깬다. 그래서 피곤한 나머지 낮잠을 자는 일이 많다. 수면 패턴이 달라진 것은 나이를 먹었기 때문이고 다른 질병의 원인이 없으면 치료할 방법은 있다.

- **시간요법**

매일 자는 시간을 늦춰 나간다. 원하는 시간이 될 때까지 며칠간 계속한다. 이렇게 해서 생체 시계와 일일리듬을 조절하는 것이다.

- **멜라토닌 요법**

최근 연구에 따라 멜라토닌이 고령자의 수면패턴을 젊은이와 비슷하게 하는 효과가 있음을 알게 되었다. 이 실험에서 충분한 관리하에 특수한 멜라토닌 투여가 이뤄졌다.

멜라토닌을 복용할 때는 의사와 상담하는 일이 중요하다.

고령자가 쾌적한 수면을 취하기 위한 생활습관

수면시간이 불규칙하다고 호소하는 고령자가 65세 이상에서는 절반이나 된다. 하지만 전문가는 실제로 약 90퍼센트에 달할 것이라고 한다. 4장, 5장의 쾌면법을 실천하면서 동시에 다음과 같은 점에 주의해야 한다.

- **카페인을 섭취하지 않는다**

6시 이후에는 카페인을 섭취하지 않는다. 나이를 먹으면 커피, 홍차, 소다수, 초콜릿 등이 수면을 방해한다.

- **현재 복용중인 약과 수면의 관련을 확인한다**

복용하는 약에 부작용은 없는지 의사에게 물어본다. 어떤 약은 수면을 촉진하지만 어떤 약은 불면을 가져오는 경우도 있다.

- **의사 처방이 없는 수면제는 피한다**

시판하는 수면제는 피하는 게 좋다. 쉽게 잠들지도 모르지만 아침 일찍 잠이 깨고 말 것이다. 그리고 수면이 얕아지거나 중간에 깨는 일도 많다.

- **낮에 문밖에 나가 햇빛을 쪼인다**

태양빛을 쪼이면 밤에 잠을 잘 잔다는 연구 결과가 있다.

- **규칙적으로 몸을 움직이는 습관을 들인다**

오후 늦게나 저녁 해질 무렵에 산보를 하면 깊은 잠을 잘 수 있다.

- **삶의 보람을 갖고 항상 머리를 사용한다**

취미나 습관, 자원봉사, 사회활동에 정력을 쏟으면 잘 때까지 뇌를 활발하게 움직일 수 있어서 좋다.

- **낮잠 시간은 제한한다**

낮잠은 20분 이내로 잔다. 낮잠이 길면 밤에 잠들기가 어렵다.

column

남녀의 수면 차이

- 여성은 남성의 수면시간보다 일하는 날은 4분, 쉬는 날은 14분 더 짧은 게 일반적이다. 젖먹이 아기가 있으면 40분에서 50분이나 짧아진다.
- 남성과 여성은 일일리듬에 차이가 있고 여성 쪽이 수면을 지속하기가 어렵다. 체온 변화의 리듬은 남성이나 여성도 같지만 수면·각성 리듬은 여성 쪽이 훨씬 짧다. 여성은 남성보다 숙면(깊은 비렘수면)시간이 짧고, 남편의 뒤척임과 아기의 울음소리에 민감하다.
- 여성은 남성보다 불면증에 걸리기 쉽다.
- 10대 후반의 소녀는 소년에 비해 수면시간이 불충분하고 낮에는 졸음에 시달리며 수면을 지속하기가 어렵다. 아침에 일어났을 때 원기가 회복되는 느낌이 덜 하다.
- 나이를 먹은 여성은 남성보다 수면에 관한 고민이 많다.
- 밤늦게 먹는 사람들 중 66퍼센트는 여성이다.
- 담배를 피우는 남성은 악몽을 꾸기가 쉽다. 담배를 피우는 여성은 낮에 심한 졸음에 시달린다.
- 여성은 남성보다 무서운 꿈을 꾸는 일이 상당히 많다.
- 렘수면 행동장애 환자의 90퍼센트는 남자이다.

- 코고는 사람들 중 남성은 24.1퍼센트, 여성은 13.8퍼센트이다.
- 여성은 남성보다 잠꼬대하는 일이 많다.
- 렘수면 동안에 남성은 페니스가 발기한다. 그로 인해 의사는 발기 부전의 원인이 몸에 있는지 다른 곳에 있는지를 판단한다. 청년은 하룻밤에 4회에서 5회, 70대는 2회에서 3회의 발기를 볼 수 있다. 이 성적흥분은 오르가즘에 달하는 일도 있다. 몽정이라고 불리는 것이 그것이다.
- 여성도 비슷한 현상이 일어난다. 렘수면 사이에 여성은 클리토리스가 충혈되고 질이 매끄러워진다. 실제로 여성도 자는 사이에 오르가즘에 달하는 일이 있다. 수면과 공상 속에서만 오르가즘을 경험하는 여성을 원발성 오르가즘 불능이라고 부른다.
- 월경 전에는 수면시간이 짧아지고 피로와 흥분, 당혹감, 우울증이 많아진다.
- 임신 중에는 수면이 끊어지기 쉽다. 특히 마지막 3개월은 더 심해진다.
- 갱년기장애 때문에 수면이 부족해지면 쉽게 화를 내거나 기분이 침울해진다.

Power Sleep 제11장

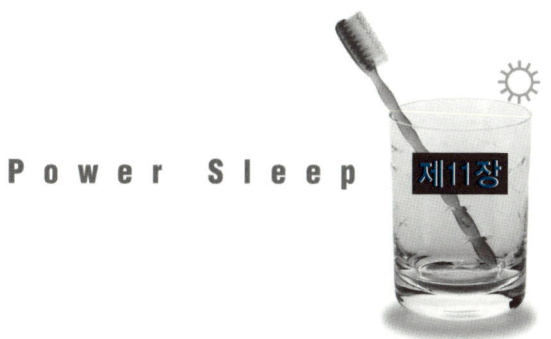

당장 오늘밤부터 시작할 수 있는 수면 개선

더 이상 잠들지 못하는 밤은 가라

쾌면은 가장 행복한 아침을 가져다준다!

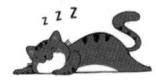

요즘은 4명 중 1명이 잠 못 드는 밤을 보내는 시대이다. 그렇다고 해서 매일 잠 못 드는 밤이 계속된다면 면역력이 생길 수가 없다. 다음 중 한 가지라도 자신의 수면 패턴에 해당된다면 그 사람은 불면증일 가능성이 높다.

· 자고 싶을 때 잘 수 없다.
· 자도 도중에 몇 번씩 눈이 뜨여서 잠이 중단된다.
· 너무 일찍 잠이 깨버린다.

그렇다면 자신에게 딱 맞는 수면법을 알고 불면을 가능한 한 방지하며, 낮에 개운한 기분으로 생활하기 위해서는 어떻게 하면 좋은지 그 방법을 설명하기로 한다.

1. 하루를 끝낼 때는 즐거운 마음으로 잠자리에 든다

잘 자고 못 자고는 특히 일할 때 영향을 미친다. 유아와 고령자는 관두고라도 불면의 원인으로 가장 많이 알려진 것 중 하나가 스트레스이다. 24시간 활동이 다반사인 현대사회에서 스트레스란 항상 따라다니기 마련이다. 오스트리아의 내분비학자 한스 셀리에는 스트레스에서 벗어나기 위해서는 죽을 수밖에 없다고 말한다. 물론 스트레스를 완전히 없앨 수는 없지만 줄일 수는 있다.

그러기 위해서는 자신의 생활은 자기 손으로 조절해야 한다. 자신에게 무엇이 중요한지 분명히 하고(예컨대 가정생활) 거기에 초점을 맞추는 것이다. 그리고 당황하거나 화내기 전에 한 걸음 물러나 다시 생각해 본다. 다음 두 번째는 스트레스를 억제하는 데 효과적인 간편한 법칙이다.

법칙1. 사소한 일에 매달려 고민하지 않는다.
법칙2. 세상일은 대부분 사소한 일이다!

하버드 의대 허버트 벤슨 교수에 따르면 하루에 한두 번 명상을 해서 마음의 긴장을 이완하면 스트레스가 풀리고 활기찬 생활을 방해하는 불안과 긴장감도 해소된다고 한다.

'이완반응(The Relaxation Response)'이라 불리는 이 방법은 금방이라도 시작할 수 있다. 방법은 다음과 같다.

① 편한 자세로 가만히 앉는다.

② 눈을 감고 온몸의 힘을 뺀다. 발부터 시작해 머리 순서로 힘을 뺀 뒤 그 상태를 유지한다.
③ 천천히 코로 호흡한다. 숨을 뱉으면서 마음속으로 한마디 읊조린다.
④ 그것을 10분에서 20분간 계속한다. 그것이 끝나도 몇 분간 그대로 눈을 감는다. 마침내 눈을 뜨는데 그대로 몇 분간 지나고 나서 천천히 일어선다.
⑤ 벤슨 박사의 이완반응을 매일 한두 번 실천한다. 단, 식후 2시간은 피한다. 위가 이완을 방해할 가능성이 있기 때문이다.

매일 몇 분씩이라도 차분히 마음을 안정시키는 시간을 갖고 매사 긍정적으로 생각하며, 스포츠와 취미를 즐기고, 많이 웃고 사랑하는 사람들과 사이좋게 지내는 일들이 불안과 긴장을 푸는 지름길이다. 긴장하는 사람은 푹 잘 수 없다. 그러니 심신을 모두 이완시키기를 바란다.

2. 운동은 심폐를 강화하고, 혈압을 떨어트리며, 스트레스와 불안을 없애준다

운동을 하면 심장과 폐가 좋아지고 스트레스와 불안, 불면 증상이 가벼워진다. 또한 엔도르핀 농도도 올라간다. 엔도르핀은 기분을 좋게 하는 물질로, 육체 활동에 반응해 뇌에서 만들어진다. 통증을 완화시키고 근육을 풀어주며 식욕을 촉진하고 최상의 컨디션을 느끼게 해준다. 그 결과 수면이 깊어짐으로써 충분한 휴식을 취할 수 있다.

경보, 조깅, 수영, 테니스, 댄스, 스키, 농구, 에어로빅 등도 효과 있는 운동에 들어간다. 중요한 것은 꾸준히 계속하는 일이다. 운동을 별로 하지 않는 사람이라면 엘리베이터를 이용하지 말고 계단을 오르내리기만 해도 효과가 있을 것이다. 의사에게 운동능력을 진단 받아 정기적인 운동 계획을 세워도 좋다. 어쨌든 운동을 게을리 하면 근력이 떨어져 버리니까 말이다. 피곤해도 가능한 정도의 가벼운 운동을 하면 기분이 상쾌해져서 밤에 깊은 잠을 자게 된다.

단, 자기 전 3시간 이내에는 심한 에어로빅이나 근육운동은 하지 않는 게 좋다. 몸을 격렬하게 움직이면 아드레날린 분비가 왕성해져서 눈만 말똥말똥해지고 잠들 수가 없게 된다.

운동하기 가장 좋은 시간은 오후 늦게나 점심 무렵이다. 아침에 운동해도 밤 수면에는 거의 효과가 없다. 아침밖에 운동할 시간이 없다면 수면시간을 갉아먹지는 말아야 한다. 필요한 수면시간을 확보할 수 있도록 침대에 들어가는 시간을 조절한다. 그리고 아침에 운동할 때는 먼저 시간을 두고 몸을 따뜻하게 해서 신체를 깨워야 한다. 다시 말하면 운동을 시작하기 전에 체조로 몸을 푸는 것이다. 잠이 덜 깼거나 워밍업이 충분하지 않으면 조깅 중에 발목을 삐기가 쉽다.

자기 전에는 간단한 스트레칭을 하면 좋다. 단, 심하게 해서는 안 된다. 양팔의 힘을 빼고 목을 천천히 오른쪽으로 왼쪽으로 움직여가며 굳어진 부위를 푸는 정도로 충분하다. 효과적인 운동은 심장을 강화하고 혈압을 저하시키며 스트레스와 불안을 날려 버린다. 그리고 편안한 수면으로 이끌어줄 것이다.

3. 낮에는 뇌를 자극하는 일을 한다

지루함은 수면 부족의 원천이 된다. 질적으로나 양적으로나 모두 빈약한 수면밖에 취하지 못하는 사람은 쇼핑이나 TV 시청 등에 그저 멍하니 시간을 버리는 일이 많다. 만족스러운 수면을 취하는 사람은 활동적이며 말을 많이 하고 가사나 취미생활을 열정적으로 해낸다. 또한 의욕에 넘치고 자신의 일은 스스로 결정하며 어떤 일에든 적극적으로 뛰어드는 것을 볼 수 있다.

고립된 사람이나 기분이 침체되어 있는 사람, 가족이나 친구로부터 인정받지 못하는 사람은 수면장애가 오기 쉽다. 각종 모임이나 자원봉사 활동에 참가해서 사람들과 친하게 지내며 자기 외의 일에 관심을 갖는 사람은 스트레스나 불안이 가벼워진다는 사실은 조사로도 밝혀진 일이다. 자신은 쓸모 있는 인간이라는 자신감이 생기고 다른 사람에게 필요한 사람이며 사랑받고 있음을 느끼는 사람은 누구보다도 편안한 수면을 즐긴다고 한다.

4. 균형 있는 식생활은 쾌면과 직결된다

음식과 수면에 관해서는 약간의 논쟁이 있다. 하지만 일반적으로 건강을 위해서는 영양이 골고루 갖춰진 식사를 해야 하고, 건강한 사람은 숙면을 취한다는 연구 결과가 있다.

- 야채, 과일, 정백되지 않은 시리얼과 빵, 쌀, 파스타류, 생선이나 닭고기를 먹는다. 지방은 가능한 한 섭취하지 않는다. 특히 튀김은 피한다.

- 아침에는 필요한 영양을 고루 갖춘 적당량의 식사, 점심 식사는 듬뿍, 저녁 식사는 가볍게 한다.
- 저녁 식사에는 반드시 생선이나 닭고기와 같은 단백질을 섭취한다. 그리고 야채는 밤 시간의 공복감을 방지해 주어 좋다. 잠자기 4~5시간 전에는 많은 양의 식사나 기름진 식사는 피한다. 배불리 먹으면 처음에는 잠이 오지만 한밤중에 뒤척이는 일이 많고 편안한 잠을 잘 수 없게 된다. 밤늦게 식사를 하면 칼로리가 소비되지 않아 체중 증가로 이어지는 단점도 있다.

오클라호마 주립대 건강과학센터의 연구 결과에 따르면 '과다한 식사는 다량의 인슐린을 분비해서 체내에 지방이 축적된다. 그때 잠을 잠으로써 활동을 정지하게 되면 축적되는 지방은 보통보다 훨씬 많아진다. 더불어 소화불량에 걸리기가 쉽다'고 한다.

- 소화불량이나 장내 가스의 원인이 되기 쉬운 음식은 피한다. 피클과 마늘, 기름진 음식과 향신료를 뿌린 음식은 밤에는 안 먹는 쪽이 좋다. 글루타민산 소다(MSG)에 민감한 사람이 밤늦게 피자나 중화요리를 먹으면 불면증에 걸리기 쉽다.
- 자기 전에 공복감을 느낄 때 탄수화물이 많고 단백질을 삼간 가벼운 식사를 하면 위도 안정되고 수면에도 방해되지 않는다.

포도당 지수가 높은 탄수화물인 쌀과 감자, 빵, 가공된 아침식사용 시리얼 등과 과일에 포함된 포도당은 아미노산인 트립토판을 재빨리 뇌로 보낸다. 트립토판은 그곳에서 수면을 촉진하는 신경전달물질인 세로토닌으로 전환된다. 전환되기까지는 먹고 나서 45분에서 1시간 정도 걸린다. 거기에 반해서 단백질에는 트립토판이 뇌로 이동하는 것을 억제하는 작용이 있어 졸지 않고 깨어 있는 데 효과적이다.

치즈와 크래커, 밀크를 뿌린 시리얼, 따뜻한 우유, 탄산 음료, 게다가 사과나 바나나 등이 거기에 적합하다.

- 허브티에 벌꿀을 넣어 마시면 진정효과가 있으며, 수면을 촉진하고 수면을 유지시킨다. 그밖에 카페인이 포함되지 않은 허브티에는 카모마일, 레몬, 달맞이꽃 등이 있다.
- 어떤 종류의 비타민과 칼슘이나 마그네슘과 같은 미네랄은 근육을 푸는 작용이 있으며 수면을 개선한다.

5. 담배는 불면증에도 백해무익

니코틴은 발암성 물질일 뿐 아니라 뇌파활동을 자극하고 혈압과 심박수를 높인다. 그 결과 잠들기가 어려워지고 설사 잤다고 해도 수면을 지속할 수가 없다. 불면증인 사람은 담배를 피해야 한다.

니코틴은 카페인보다 강한 흥분제이다. 흡연자는 잠드는 데 시간이 많이 걸리며 밤중에 몇 번씩 잠을 깬다. 그리고 렘수면과 깊은 비렘수면 시간이 적다. 마지막으로 흡연을 하고 나서 2, 3시간 지나면 니코틴이 사라져 한밤중에도 일어나서 한 모금 피우고 싶어지는 충동을 느끼게 된다. 담배를 끊으면 놀라울 만큼 수면의 질이 좋아진다. 하루에 두 갑 정도 피웠던 사람이 담배를 끊으면 자지 못해 끙끙거렸던 시간이 절반 가까이 줄어든다.

6. 자기 전 6시간은 카페인 섭취를 하지 않는다

자기 전 6시간은 카페인이 첨가된 음료, 커피나 홍차 게다가 콜라 등의 소프트드링크를 마시지 않는다. 이것들은 흥분제이기 때문에 잠들기가 어렵고 보통은 꿈을 꾸어야 할 렘수면을 방해한다.

초콜릿(이것도 카페인을 포함하고 있다)과 단 음식도 자기 전에는 먹지 않는 게 좋다. 작은 초콜릿 몇 개로도 잠들지 못할 수 있다.

7. 술의 힘을 빌리는 것은 불필요한 방법

잠이 잘 오도록 와인이나 독한 술을 마시고 싶을 때도 있다. 밤 음주는 전 세계적인 문화이지만 좋은 습관이라고는 할 수 없다.

술의 힘을 빌려 자는 일은 반드시 삼가야 한다. 술에 취해 금방 잠에 빠질지 모르지만 수면의 질은 좋지 않다. 비렘수면(깊은 수면, 몸을 회복시킨다)도 렘수면(활동하고 꿈을 꾼다)도 충분하지 못한 채 아침 일찍 잠이 깨버릴 것이다. 게다가 숙취가 남는 일도 많다. 식전 술이나 식사와 함께 마시는 와인은 잠에는 크게 영향을 미치지 않는다. 푹 자고 싶다면 자기 전 3시간은 알코올은 섭취하지 않는 게 좋다.

잠잘 때 마시면 수면무호흡증, 즉 하룻밤에 수백 회, 1회당 90초 정도나 호흡이 멈추는 수면장애에 걸리는 경우도 있다. 그리고 이미 수면무호흡증인 사람은 증상이 악화할 위험도 있다. 보통은 호흡하기 위해 눈을 뜨지만, 알코올과 수면제 때문에 눈뜨지 못하고 잠든 채로 사망하는 일도 있다(수면무호흡증에 대해서는 6장에 있다).

8. 자기 직전에 따뜻한 목욕으로 긴장을 완화시키면 눈꺼풀도 무거워진다

자기 직전 따뜻한 물에 목욕을 한다(38도 정도). 가능하다면 물거품 분사기, 의료 등에 이용하는 온수욕조로 긴장을 푸는 것도 좋다. 혈액이 뇌에서 피부 표면으로 보내지고 몸의 긴장이 풀려서 졸음을 촉진한다. 온수 목욕으로 체온이 올라가도 침실이 적당하게 서늘해지면 금방 내려갈 것이다. 그러면 졸음이 오기 시작하며 깊은(델타) 수면을 취할 확률도 높아진다(심장병이나 고혈압, 또는 현기증이 있거나 임신 중이라면 갑자기 뜨거운 욕조로 들어가기 전에 의사 진단을 받아둘 필요가 있다).

9. 스트레스나 긴장감은 침실로 가져가지 않는다

침실은 편하게 쉴 수 있는 장소이다. 안 좋은 일이 있어도 스트레스나 긴장감을 가지고 잠자리에 들어서는 안 된다. 침실은 성생활과 수면을 위해서만 사용하고, 대화를 하거나 자극적인 장면이나 폭력이 많은 TV 프로그램(심야 뉴스로도 마음이 혼란스러워지는 일이 있다)을 보거나 뭔가를 먹거나 일을 해서는 안 된다. 본다면 코미디를 보는 게 좋다. 편안한 리듬의 음악을 듣는 것도 긴장을 푸는 작용이 있다.

술기운이 빨리 오는 날은 수면 부족을 의심하라?!

수면 부족일 때는 알코올은 일체 피하는 게 좋다. 수면 부족이 심하면 조금만 마셔도 심하게 취해버리는 일이 있다. 수면 부족은 체질과는 관계없이 알코올의 영향을 받기 쉽다.

10. 매일 밤 자기만의 수면 의식을 즐긴다

어린 시절 부모님이 잠들 때까지 그림책을 읽어 주었던 기억이 있을 것이다. 그 기억을 살려 스스로 자신을 위해 해보는 것도 좋다.

불을 끄기 전에 먼저 수면 의식의 하나로서 재미있는 책을 펼친다. 조명을 조절할 수 있는 독서용 램프를 켜두고 낮에 있었던 일들은 잊어버리자. 그리고 잠시 작가의 세계에 빠져들어 즐긴다. 극히 편한 자세로 있다가 졸음이 와서 눈꺼풀을 도저히 뜨고 있을 수 없는 시기가 왔을 때 불을 끄는 것이다.

11. 섹스도 오르가즘을 못 느끼면 오히려 역효과

잠자기 바로 전에 해도 좋은 운동은 딱 한 가지가 있다. 바로 오르가즘을 느낄 수 있는 섹스이다. 성적인(성 관계나 마스터베이션이나) 만족감은 수면을 촉진시켜서 깊고 편안한 잠을 자게 한다는 연구 결과가 있다. 즉, 성적인 자극을 받으면 엔도르핀 분비가 활발해져서 깊고 편안한 수면으로 이어진다고 한다. 하지만 만족하지 못하거나 자신감 결여로 불안해지는 마음은 오히려 수면을 방해하기가 쉽다.

12. 한 잠자리에서 자는 것도 때와 경우에 따라 조절

침대를 함께 쓰는 사람이 있다면 애정과 온기 때문에 기분 좋게 잘 수 있어 좋다. 그러나 도저히 불가능한 경우도 있다. 무엇보다 둘이서 자면 혼자일 때만큼 편하게 잘 수 없다. 잠을 잘 자는 사람이라도 하룻밤에 50번에서 60번은 뒤척이기 때문이다. 아마 함께 자는 사람이 수면 장애라면 발로 차이거나 다리를 얹었거나 뒤척임과 코고는 소리로 인해 괴로울 것이다. 그때는 침대를 더 큰 것으로 준비하거나 싱글 침대 두 개를 나란히 두는 게 좋다(5장에서 침대와 매트리스에 대해서 설명하고 있다).

13. 애완견과 함께 잠자는 것도 생각해 볼 일

아무리 애완견을 좋아해서 함께 잔다고 해도 애완견이 움직이거나 짖는다면 누구든 잠에서 깰 수밖에 없다. 애완견이 없으면 도저히 견딜 수 없다거나 옆에 없으면 안심이 안되는 경우가 아니면 개나 고양이는 수면에 방해만 될 뿐이다. 곰인형 정도라면 물론 방해가 안 될지도 모르지만 말이다.

14. 마음에 걸리는 일을 잠시 접어두는 방법

침실에서는 고민거리나 업무에 대한 생각은 가능한 한 접어두자. 두뇌가 활발하게 움직이면 잠들기가 어려울 뿐 아니라 어렵게 잠들었다가도 얼마 못자 깨게 된다. 테이블에 A4 크기의 종이를 준비해 두고 자기 전에 머릿속에 있는 것들을 쓰는 것도 좋다. 신경쓰이는 일을 잠시 맡겨둠으로써 마음을 안정시키는 것이다. 예상되는 해결수단과 내일 문제를 해결할 시간을 써둔다. 그렇게 해서 문제를 뇌에서 종이로 옮기는 것이다. 우선은 자야 한다. 소형 녹음기를 사용하는 방법도 있는데, 잠이 깼을 때 불을 켜지 않아도 머릿속에 떠오르는 일을 녹음할 수 있기 때문이다.

15. 아직까지도 자지 못하는 사람은 '침대 이완법'

지금까지도 잠이 안 온다면 누운 채로 할 수 있는 근육 이완법을 권한다.

- **이동근육 이완법**(PMR)

근육을 긴장시킨 다음 힘을 빼는 방법이다. 즉, 손끝에서 시작해 눈과 이마 근육까지 천천히 위로 올라간다. 5초에서 10초간 있는 힘껏 힘을 넣는다. 그 다음 단숨에 힘을 빼고 15초에서 20초간 심신의 긴장을 푼다. 그러고 나서 다음 장소로 옮긴다.

- **요가**

몸의 힘을 빼고 크게 숨을 들이킨 후 숫자 5까지 센다. 두 팔을 머리 위로 올리고 매트리스에 닿을 때까지 늘린다. 양손을 주먹 쥐고 엉덩이를 든다. 온몸 근육에 힘을 넣고 힘껏 늘린다. 그후 팔을 든 채 천천히 온몸의 힘을 뺀다.

- **양초에 불을 붙인다**

단 머릿속으로만 하는 것이다. 마음의 눈으로 천천히 불꽃을 바라보면서 불꽃이 흔들려 보이지 않도록 모든 생각을 마음에서 몰아낸다. 불꽃이 규칙적으로 타오를 때 당신의 마음은 이제 편안해져 있을 것이다.

- **이미지 상상**

천천히 긴장을 풀고 있는 자기 모습을 상상한다. 예컨대 낙원과 같은 해변에 누워 있거나 들판을 편안하게 걷는 장면, 하늘을 나는 장면, 아름답고 조용한 음악을 듣는 모습 등이다. 햇빛의 온기와 친근한 바람이 전신을 매만지는 것처럼 느껴 본다. 파도 소리에 귀기울이고 바다 냄음을 깊이 들이마셔 본다. 마음이 편안해질 것이다.

- **심호흡**

다섯 번의 심호흡을 한다. 크게 숨을 들이킬 때마다 마음속으로 자신에게 말을 한다. "점점 몸의 힘이 빠져나간다……. 걱정할 일은 아무것도 없다……. 마음이 편안해져 간다……. 점차 잠에 빠져든다……." 이 말에만 마음을 집중시키는 것이다.

- **머릿속으로 게임을 한다**

머릿속에 거대한 칠판을 그려 넣고 거기에 2미터 크기의 숫자를 써 본다. 숫자 100부터 시작해서 반대로 숫자를 세어나간다. 50도 안 되서 잠이 올 것이다.

- **좌우 뇌를 사용해 양의 숫자를 헤아린다**

옛날부터 잘 알려진 방법인데 실제로도 효과가 있다. 좌우 양뇌를 사용하는 가운데 당신은 잠에 빠져있을 것이다. 단조로운 작업이지만 마음을 안정시키는 방법이다.

우뇌로 양을 그려 넣고 좌뇌로는 숫자를 센다. 금방 지루해서 졸음이 올 것이다. 양의 모습이 도저히 안 떠오르는 사람을 위해서는 양이 담장을 넘는 모습만 반복되는 영상이 있다. 양이 계속해서 담장을 뛰어넘는 영상을 보면서 지겨워지면 지겨워질수록 확실하게 잠에 빠져들 것이다.

지금까지의 방법들이 한 가지도 효과가 없고 아직도 당신의 눈이 초롱초롱하다면 과감하게 침대를 벗어나 다시 한번 잠들기를 기다리는 게 좋다.

16. 침대에 들어가서 30분이 지나도 잠이 안 올 때

수면 전문가가 가장 자주 하는 조언은 이것이다.

"긴장을 푸세요. 당신은 잠자는 걸 너무 어렵게 생각하고 있습니다."

한 연구팀이 수면 실험을 위해 피실험자들을 두 그룹으로 나눴다. A 그룹에게는 빨리 잠들면 5달러를 준다고 말했고, B 그룹에게는 그런 말을 하지 않고 빨리 잠들기만 하면 된다고 말했다. 그러자 A 그룹은 압박감 때문에 B 그룹에 비해 2배나 더 늦게 잠들었다.

침대에 들어가서 30분이 지나도 잠들지 못한다면 뭔가 가벼운 가사 일을 해보는 것도 좋다. 반드시 쉽게 잠이 올 것이다. 바로 그때 침대로 돌아가면 된다.

17. 필요 이상의 이른 기상은 오히려 역효과

스트레스를 느끼거나 기분이 침울하거나 지루할 때 사람은 필요 이상으로 빨리 침대에 들어가려는 경향이 있다. 고령자 중에는 밤중에 몇 번씩 깨는 게 두려워 일찌감치 잠자리에 드는 사람이 많다. 그러나 그렇게 되면 수면이 한층 더 자주 끊기게 된다. 자신에게 적합한 수면시간, 원기를 회복하는 데 필요한 시간만큼만 침대에서 보내는 게 좋다. 침대에 있는 시간이 너무 길면 수면이 얕아지고 수면 리듬이 흐트러지기 쉽다.

18. 쾌면을 약속하는 수면향상계획표

자, 이제부터는 수면이 개선되어 가는 상황을 기록해 보자. 내일부터 시작한다며 또다시 하루를 낭비하지는 말자. 하루하루를 활기 차게 보낼 수 있는 방법이니까 말이다.

앞으로 6주 동안 매일 수면 습관과 주간의 기상도를 기록해 보자. 그러기 위해서는 수면향상 계획표를 만드는 것이 편리하다.

매일 아침식사 때마다 이 계획표를 표시해 나가면 자신이 규칙적인 수면을 취하고 있는지 확인할 수 있다. 그리고 수면 습관이 좋아짐으로써 얼마나 기분이 상쾌해졌는지도 느끼게 될 것이다. 이 책 속의 쾌면법을 실천한다면 당신은 6주일 후에는 아침마다 상쾌한 기분으로 눈을 뜨게 될 것이다. 기분도 한결 좋아지고 그만큼 활기차게 활동하는 자신을 느끼게 될 것이라고 나는 확신한다.

자, 지금부터 전혀 새로운 생활을 시작해 보자.
이미 잘 시간이 되었다면 이 책을 그만 덮자.
샤워를 끝내고 가볍게 스트레칭을 한 다음 불을 끄자.
그리고 눈을 지그시 감고,
편안한 렘수면에 들어가는 것이다!

생체시계에 가장 적합한 수면향상계획표

아침 식사 후에는 반드시 전날의 칸에 기입한다.
예를 들면 월요일 아침에는 일요일 칸에 써넣는다.

밤	일요일	월요일
몇 시에 불을 껐습니까?		
오늘 아침에는 몇 시에 일어났습니까?		
전부 몇 시간 잤습니까?		
어젯밤에는 자다가 몇 번이나 눈을 떴습니까?		
어젯밤의 수면상태 1 = 안 좋았다 2 = 매우 좋았다		
어제는 낮잠을 잤습니까?	예☐ 아니오☐	예☐ 아니오☐
오후 6시이후, 커피를 마시지 않았습니까?	예☐ 아니오☐	예☐ 아니오☐
오후 6시이후, 알콜을 마시지 않았습니까?	예☐ 아니오☐	예☐ 아니오☐
어제는 스트레스를 줄이기 위해 노력한 일이 있습니까?	예☐ 아니오☐	예☐ 아니오☐
수면제는 복용하지 않았습니까?	예☐ 아니오☐	예☐ 아니오☐
침실은 조용하고 어둡고 적온(18℃)으로 서늘했습니까?	예☐ 아니오☐	예☐ 아니오☐
자기 전에 긴장을 푸는 일을 했습니까?	예☐ 아니오☐	예☐ 아니오☐
어제는 균형있는 식사를 했습니까?	예☐ 아니오☐	예☐ 아니오☐
어제 운동을 했습니까?	예☐ 아니오☐	예☐ 아니오☐
낮에는 어느 정도의 활력을 느꼈습니까? 1 = 졸립고 맥이 없었다 2 = 활기찼다		

최고의 수면을 위한 최종 목표 5가지

1. 적절한 길이의 수면을 취한다.
2. 일주일 내내 기상 시간과 취침 시간을 일정하게 지킨다.
3. 연속해서 잘 것. 중간에 깨서는 안 된다.
4. 잠자고 일어나면 활기가 되살아나는 느낌이 든다.
5. 모든 칸의 답을 '예스'로 만든다.

화요일	수요일	목요일	금요일	토요일
예☐ 아니오☐	예☐ 아니오☐	예☐ 아니오☐	예☐ 아니오☐	예☐ 아니오☐
예☐ 아니오☐	예☐ 아니오☐	예☐ 아니오☐	예☐ 아니오☐	예☐ 아니오☐
예☐ 아니오☐	예☐ 아니오☐	예☐ 아니오☐	예☐ 아니오☐	예☐ 아니오☐
예☐ 아니오☐	예☐ 아니오☐	예☐ 아니오☐	예☐ 아니오☐	예☐ 아니오☐
예☐ 아니오☐	예☐ 아니오☐	예☐ 아니오☐	예☐ 아니오☐	예☐ 아니오☐
예☐ 아니오☐	예☐ 아니오☐	예☐ 아니오☐	예☐ 아니오☐	예☐ 아니오☐
예☐ 아니오☐	예☐ 아니오☐	예☐ 아니오☐	예☐ 아니오☐	예☐ 아니오☐
예☐ 아니오☐	예☐ 아니오☐	예☐ 아니오☐	예☐ 아니오☐	예☐ 아니오☐
예☐ 아니오☐	예☐ 아니오☐	예☐ 아니오☐	예☐ 아니오☐	예☐ 아니오☐

산다는 것은 앓는 것. 잠은 16시간마다 그 고통을 누그러뜨린다.

- 샹플뢰리 -

• 편집 후기 •
건강하고 행복한 삶의 요건은 단잠에 있다!

이 책은 제임스 B. 마스 박사(코넬대 심리학 교수)가 연구조수인 미건 L 웨리, 데이빗 L 엑셀로드, 바바라 R 호건, 제니퍼 A 블루민의 협력을 얻어 저술한 《Power Sleep》의 한글 번역도서입니다. 이 책의 가장 큰 장점은 최첨단 수면의학의 해설서임과 동시에 일상생활 속에서 활용할 수 있는 실용적인 안내서라는 점입니다.

마스 박사는 복잡한 수면의학의 개요를 일반인에게 알기 쉽게 전달함으로써 미국에서 높은 평가를 받고 있는 교육자입니다. 이 책은 바쁜 생활과 스트레스로 고생하는 현대인들, 특히 수면 부족으로 고생하는 사람들을 비롯해 독자들이 가진 수면에 대한 의문점들을 풀어 주기 위해 쓰여졌습니다.

이 책의 일부는 한국적인 상황에 맞춰서 일부 생략하거나 개정하기도 했습니다.

스트레스가 만연해 있는 현대사회에는 선진국이든 개발도상국이든 신생아에서 고령자에 이르기까지 수면장애로 시달리는 사람들이 상당히 많습니다. 그리고 뇌 연구가 발전되어 가고 있고, 게다가 수면과 체내시계의 역할이 분명해진 오늘날에는 수면의 중요성이 널리 인식되고 있습니다.

수면에 대한 관심이 이만큼 높아진 것은 처음이 아닐까 싶습니다. 각국에서는 이러한 시대 흐름을 반영한 수면의학 전문서적이나 일반인을 위한 책이 잇달아 출판되고 있습니다. 그러나 검증이 안된 의심스러운 매뉴얼들이 많이 나돌고 있으므로 현혹되지 않도록 주의해야겠습니다.

반면에 이 책은 난해한 전문서나 무책임한 실용서와는 전혀 다른 과학적인 수면 연구를 통해서 올바른 수면법을 제공하고 있습니다.

그러므로 수면의학 지식이 별로 없는 의사나, 수면에 대해 잘못된 상식을 가진 일반 독자, 그리고 수면장애로 고생하고 있는 환자 혹은 환자 예비생들에게 이 책은 가장 쉽고 친절한 지침서라고 할 수 있습니다. 현대인이 가장 필요로 하는 정보를 가장 적시에 가장 쉽게 가르쳐 주고 있는 가이드북인 셈입니다. 다만 이 책은 정보를 제공하고는 있지만 의료행위를 하는 것이 아님을 유의해 주기 바랍니다. 의료는 수면과 수면장애에 대해서 충분한 지식을 가진 경험 많은 의사에 의해 이뤄져야 하기 때문입니다.

이 책을 읽다 보면 일부 내용에서 자신과는 거리감이 느껴질 수도 있습니다. 수면 방법도 다양하지만 개인의 체질이나 환경에 따라서 취하는 방법도 달라지기 때문입니다. 그러므로 이 책에 쓰인 내용이 모든 사람들에게 똑같이 적용되는 것은 아님을 잊지 않기를 부탁합니다. 결국 저자가 반복해서 주장하는 것은 충분히 자는 것이 아니라 '적절하게 자는 일'입니다.

이 책에서 소개하고 있듯이 미국에서는 수면장애 대책이 국가적 사업으로 추진되고 있습니다. 그러나 우리나라에서는 수면장애에 대한 대책이 기구면에서나 연구면에서도 거의 이뤄지지 않고 있는 실정입니다.

또한 대학에서는 전문가를 양성하기 위한 학과나 강좌도 없고, 의대에는 수면의학 코스도 없습니다. 게다가 '수면학'과 '수면외래'를 간판으로 내건 진료기관이나 연구기관도 거의 없습니다. 대부분은 정신과나 신경내과의 일부분으로 수면 장애를 전공한 의사가 있을 뿐입니다.

이러한 상태로는 어떤 위급한 요청이 있더라도 곧바로 대응할 수 없는 게 현실입니다. 그러므로 국가적인 차원에서 시급한 대책이 요구된다고 하겠습니다. 우선은 수면 연구를 위한 공적 기관을 시급히 창설하는 일, 수면 연구를 맡은 우수한 인재를 공적으로 많이 양성하는 일이 얼마나 중요한지가 이 책을 통해 많은 분들에게 알려졌으면 하는 바람 간절합니다.

더불어 모든 분들이 이 책을 읽고 나서 개운하고 상쾌한 아침을 맞이하실 수 있기를, 그래서 건강하고 풍요롭고 행복한 삶을 누리시기를 진심으로 기원하겠습니다.

*이 책은 2001년에 《쾌면력》이라는 제목으로 간행되었으나, 시대의 요구에 부응하고자 새롭게 각색하여 만든 책입니다.

달콤한 수면으로 상쾌한 아침을 여는 책

3판 1쇄 발행 · 2023년 2월 6일

지은이 · 제임스 B. 마스
옮긴이 · 은영미
편　집 · 정혜선
발행인 · 이종근
발행처 · 나라원
등　록 · 1988년 4월 25일(제300-1988-64호)
주　소 · 서울시 종로구 종로53길 27 나라원빌딩 1층 (우 03150)
전　화 · 02)744-8411
팩　스 · 02)745-4399
인터넷 · http://www.narawon.co.kr
E-mail · narawon@narawon.co.kr
ISBN 978-89-7034-274-0 03690

* 잘못 만들어진 책은 구입하신 서점에서 교환해 드립니다.